医療の日本史

末廣 謙

二瓶社

はじめに

超高齢社会を迎えた我が国において、医学・医療は必要不可欠な領域である。高齢者のもつ疾患の数は若年者のそれに比べて格段に多く、また難治性のことが多い。これまで高齢者疾患はその人の人生を閉じる前段階であり、いかにして激しい苦痛を伴うことなく死の瞬間を迎えることができるかに視点が向けられ、高齢者疾患の根本的治療は困難であると考えられている傾向にあった。しかし医学・医療は今、大きな変革期を迎え、これまで手がつけられなかった難病についても最良の治療を施すことが可能になってきた。その最先端を走るのが、山中伸弥教授のｉＰＳ細胞に代表される先進医療である。

これまでは疾患発症の急性期に手の施しようがなくそのまま死亡してしまうような場面でも、最新の医療により救命することが可能になった場合が多い。しかしその傷病者を完全に発症前の状態に戻すことは不可能なことも多く、長期臥床の状態までに至らないまでも、日常生活において何らかの制限が発現してくる。平均寿命からみると日本は世界的に屈指の長寿国である。しかし高齢者の中には生活上の制限を負った人が多く含まれ、平均寿命の伸展が必ずしも高齢者に福利をもたらしているとは言い切れない。制限のない健康な状態を保つ健康寿命を限りなく人間の生物学的寿命といわれる一一五～一二〇歳に少しでも近づけることこそが究極の医学・医療の目標であろう。そのためには最新の医療技術を駆使して疾患の治療にあたる、また疾患の発症そのものを予防する施策が必要となる。

現在における最新の医学・医療を一通り理解するためには、これまで先人たちが築き上げてきた医学・医療の歴史を正しく学び、その発展の経緯から現在を知り、さらに今後の進展の礎を築き上げていくことが重要である。前著『医療の歴史』（二瓶社）でも述べたが、これまでの経緯を知らない限り現在を完全に理解することはできない。このことは医学・医療に限らず、すべての歴史学を習得することの基本である。

前著『医療の歴史』では現代医療で多くの部分を占める西洋医学の発展を理解する目的から、主として欧米における医療の歴史について述べたが、本書では日本における医学・医療の歴史を述べてみたい。日本における歴史的事情は欧米のそれとは少し異なり、海外からもたらされる医学的知識、医療技術を受け入れて進歩してきた。これまで日本がこれら海外からの情報をどのように受け入れてきたか、そしてその経緯から日本の医学者・医療者によって世界に向けて発信された新たな知識・技術がどのような歴史的事情から生まれてきたのか改めて整理し考察することにする。

目次 ……………… 医療の日本史

第五章　室町時代

第六章　安土桃山時代

第七章　江戸時代

第八章 近代

第一章

古代日本

古代

■医療の始まり

人類の歴史において、医療がどのように始まったかについては世の東西を問わず同一である。人間が生活しているところには常に病気やケガがつきもので、これを何とか治して傷病者を楽にしてあげたいと考えるであろう。日本において、少なくとも何らかの記録に残る医療史の最古のものは、神話の時代にさかのぼる『古事記』『日本書紀』である。ただこれは西洋医学の事情とは大きく異なる。例えば、西洋医学の歴史では紀元前二千年頃のメソポタミア遺跡に残る粘土板医書や、紀元前千七百年頃のエジプトにおけるパピルスに示された医学教科書のような物的遺産が現物として残されている。これに対して日本では、『古事記』は稗田阿礼《ひえだのあれい》が「誦習《しょうしゅう》」していた伝承を太安万侶《おおのやすまろ》が書き記したとされるように物的証拠に乏しい内容しか伝わっていない。

その中で一般的に考えられているのは、古代国家の首長は、宗教あるいは呪術的な能力をもって国を治めていたが、その国で発生する疫病にどのように対応するのかが重要な役割のひとつであったことである。例えば、伊邪那岐命《いざなぎのみこと》と伊邪那美命《いざなみのみこと》の末裔《まつえい》で出雲の国造りをした大国主命《おおくにぬしのみこと》が登場する因幡の白兎の話がある。大国主命の兄弟神たちは、因幡八上《いなばやかみ》地方の豪族の娘、八上比売《やかみひめ》に求婚するため因幡の国に向かっていた。気多《けた》の岬にやって来たとき、ワニをだまして海を渡ろうとした白兎がワニに気づかれ丸裸にされているところに遭遇する。兄弟神たちは兎に「海水を浴びておけ」と

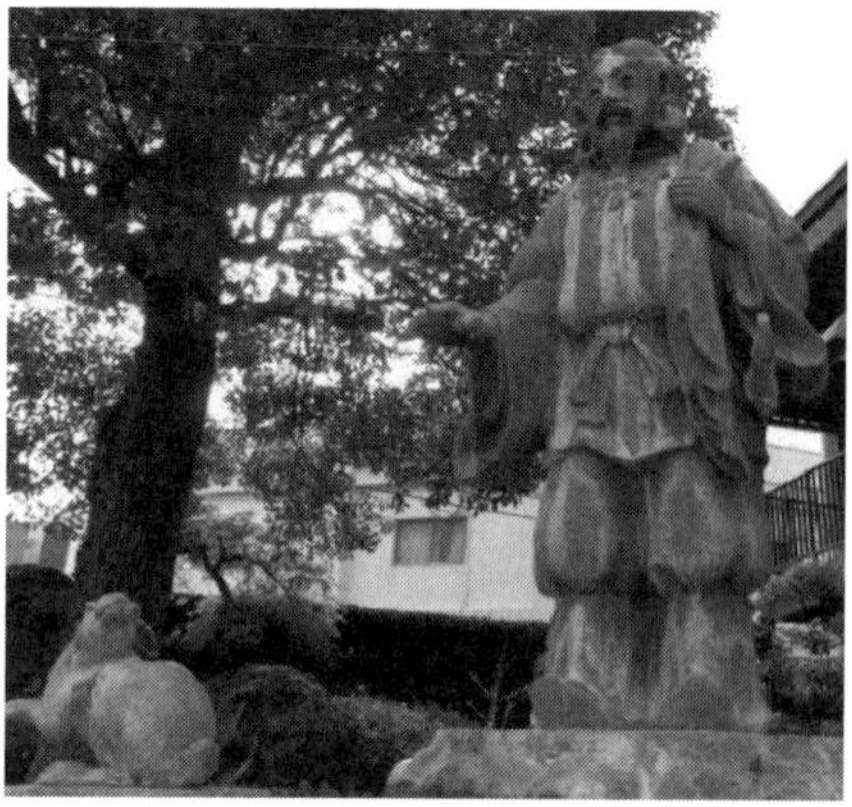

大国主命と因幡の白兎
出雲大社大阪分祀（著者撮影）

教えたが、海水を浴びた兎の皮膚はただれ、痛み苦しみ出した。兄弟神の荷物を背負わされていたため遅れてやって来た大国主命は、真水で兎の体を洗って、炎症を抑える効果があるというガマの花粉を塗って助けたという。その兎は「あなたと八上比売は結婚するでしょう」と言ったが、その予言通り大国主命は八上比売を妻にして出雲の国を治めることになったという。この神話にあるように、首長に求められる能力は、傷病に対してどのように対応するかというものだった。

また神話の中で、大国主命のパートナーとして全国を巡って国土を開拓した神とされているのが少彦名命《すくなひこなのみこと》である。少彦名命は、国造りの他、医薬、酒造り、温泉療法などを開発したことから、日本における医薬の祖とされている。少彦名命は、身体が小さく、その後の御伽草子《おとぎぞうし》に登場する「一寸法師」のルーツとも言われている。大国主命との出会いは、大国主命が出雲の海を眺めていたとき、彼方から光り輝きながらやって来たという。

大国主命が出雲の祖神から「少彦名命と兄弟の契りを結び、国造りを進めよ」と言われ、コンビを組んで全国を巡り国造りを施した。この中で、少彦名命は土壌を改良し、肥料を用いて農業をする技術の指導をしたことや、病気を治す薬のひとつとして酒造りの技術を普及させ、「常世より来た水」と考えられていた温泉を用いて病気の治療を行い、病気の回復、健康増進の方法を広めたと伝えられている。全国の温泉の中で少彦名命が直接開発に関わったとされる典型が、愛媛県の道後温泉であるといわれる。

全国に少彦名命を祭った神社がいくつかあるが、その中で特に有名なのが大阪の道修町にある少彦名神社である。道修町は大阪で「薬の町」として知られ、周辺に薬品会社などが並んでいるが、そこに少彦名神社が祀られているのは、少彦名命が医薬の祖である所以だ。

■帰化人による医療の伝来

古代日本における医療の始まりは、適切な医療を行うことができる者が首長となって国を治める資格を持つことであったが、首長が医療の責任者であると、流行性疾患が広がったとき、これに対する処置の失敗が首長の責任となる可能性もある。そこで時代とともに首長の持つ権限から呪医的な職能を分離して、別の医療専門集団が作られるようになってきた。こうして大和朝廷の中には、医療と祭祀を専門とする氏族が生まれてくる。病は神の祟りと信じられており、これを鎮めることが必要であると同時に、病気になると心の安らぎを得るため神に祈ることが大切な手段で、医療の基本であったと考えられる。このように古代日本では医療と祭祀は必ず一体のものであったと思われる。

さて医療専門職であるからには、常に新しい医療の方策を追求していくことになるが、その中で帰化渡来人が大陸、朝鮮半島から日本に入って来た。半島における新羅《しらぎ》、高句麗《こうくり》、百済《くだら》の三国のうち古代日本と特に関係の深かった百済からの帰化人は、古代日本の医療に多大な影響を与えた。百済から派遣された「医博士」による医学教育は、古代日本の医療技術を底上げしてその後、朝廷内での医療官司《かんし》を確立していった。これら四世紀から五世紀における百済と倭と呼ばれていた古代日本との関係は、中国の吉林省にある好太王碑《こうたいおうひ》の碑文に貴重な史料として確認ができるという。

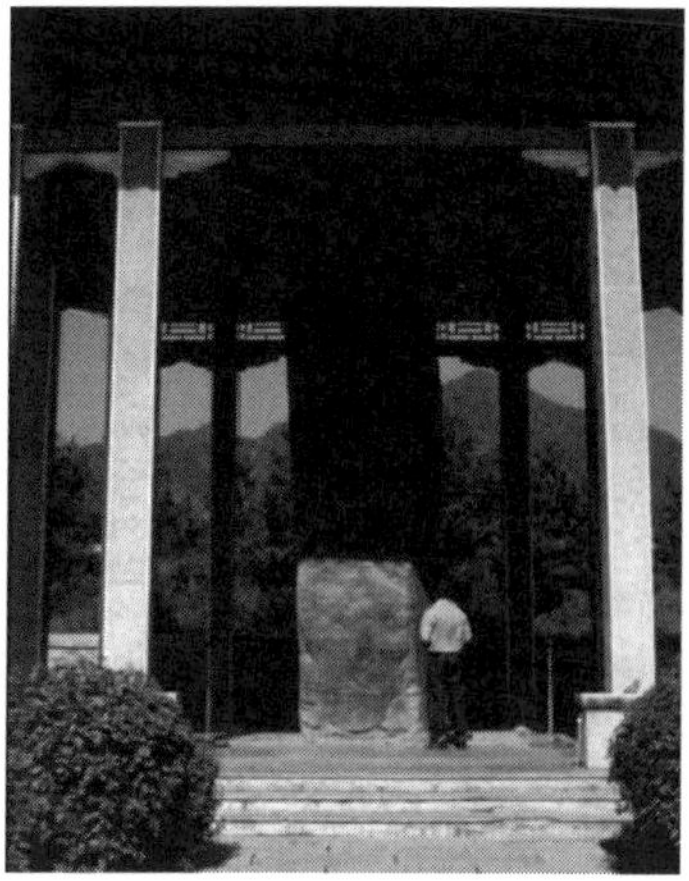

好太王の碑
中国吉林省

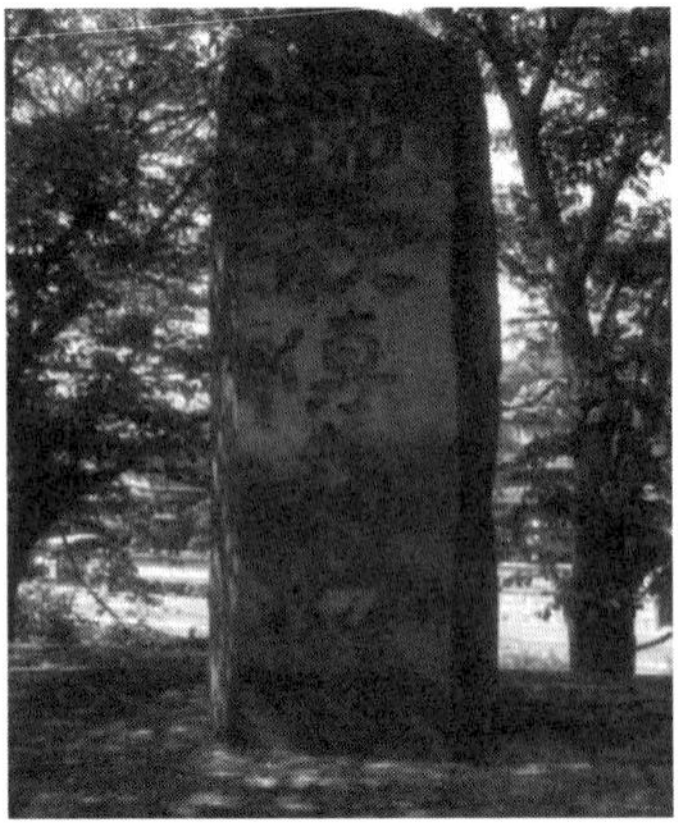

仏教伝来の地碑
山の辺の道起点である奈良県桜井市初瀬川のほとりにある
（著者撮影）

仏教伝来と医療

仏教は五三八年、百済から伝えられたとされている。百済の聖明王の使者が難波津（現在の大阪府）から大和川を船で上り、初瀬川畔の交易地であり「しきしまの大和」と呼ばれる大和朝廷の中心地であった海柘榴市《つばいち》（奈良県桜井市）に上陸し、経典と仏像（釈迦仏金銅像）を献上した。

古来、日本の民族信仰は神道であったが、そこへもたらされた仏教は人の苦しみであるとされている「生老病死」という「四苦」のひとつの病を救うとされている。仏の持つ高い治癒能力への期待が仏教を広く受け入れ、瞬く間に国中に広がっていった。奈良薬師寺の仏足石歌碑に、今までの医療職者より、新しい仏（薬師如来）による治病の方が優れているという意味の歌が刻まれている。医療における仏教に対する期待の大きさが表現されているものと思われる。

さらに仏教の進展については、推古天皇のとき「三法興隆の詔《みことのり》」が発布されたことが大きく影響する。三法とは、仏・法・僧で、この詔は仏教を興隆させることが国の政策であることを宣言したことになる。こうして全国に寺院が建立され仏教は国民的宗教となっていった。仏教の説話集にも、治病の大切さを説いているものが多くみられる。また医療従事者としても祈療を専門とする僧(僧医)が多く輩出され、近世に西洋医学が入ってくるまで僧医が医療の主流を占めるようになった。このように仏教は日本における医療の世界に大きく影響を及ぼしていくのである。

仏教伝来は、古代日本の政治的争いに大きな影響を及ぼした。六世紀頃、蘇我氏と物部氏の二大豪族は大和朝廷内での勢力争いを繰り返していた。そこへ百済から伝えられた仏教を我が国が受け入れるのかどうかの判断を迫られたことが、この政争にさらに火をつけることになった。蘇我氏の時の当主であった蘇我稲目《そがのいなめ》は、このような新しい信仰を早く受け入れて国を繁栄させていくべきだと、時の欽明天皇に奏上した。これに対して日本古来の神道を深く信仰していた物部尾輿《もののべのおこし》は強く反対したが、この反対を押しきって天皇は仏教信仰を許可し、蘇我稲目は仏像を安置するため寺を建立し崇拝し始めたのである。ところが、五三八年仏教の伝来とともに国内に疫病が大流行した。半島との交流は物品とともに半島からの使者を介して疫病も一緒にやって来ることが十分考えられる。この時の疫病もおそらく仏教を伝えた百済の使者とともにもたらされたものだったのであろう。し

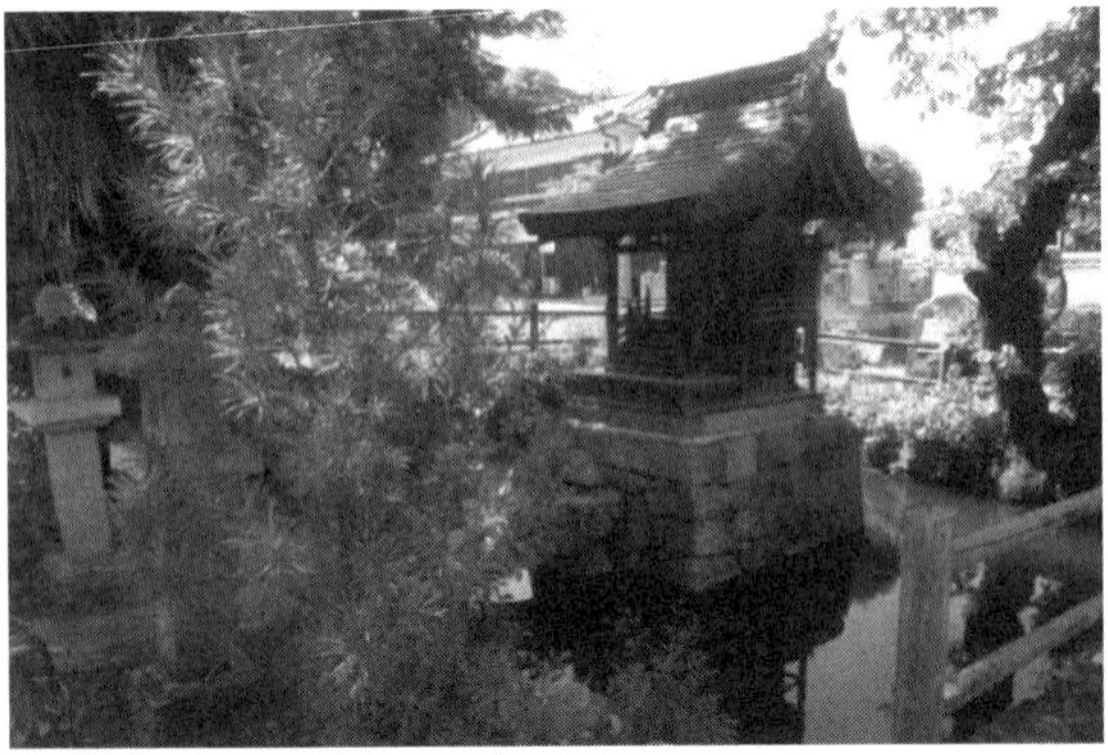

物部尾輿が仏像を投げ込んだと伝えられる難波池
奈良県高市郡明日香村豊浦（著者撮影）

かしこの国では、疫病の流行は神々の祟りであり、時の国政に過失があるためだと信じられていた。物部尾輿は仏教を受け入れたため、国神の怒りにふれ疫病の大流行がおこったとして、寺を焼き払い、伝えられた仏像を明日香にあった難波池《なんばいけ》に投げ捨ててしまった。物部尾輿がこれほど仏教信仰に反対した理由のひとつに、物部氏は古来、神道を最も崇拝していたことや、物部氏の専門領域として、軍事のほか医療に携わっていたという自負もあったのではないかと思われる。

しかし物部尾輿のこの対処にもかかわらず、疫病の大流行は収まることはなかった。その後、天皇や、尾輿の子である物部守屋《もののべのもりや》が今でいう天然痘と思われる瘡《かさ》を病み、各地で多くの人が瘡のために亡くなった。瘡を病んだ人は、身を焼かれ砕かれるように苦しみ、泣きながら死んでいった。すると人々はこのような状態は仏教を弾圧したためだ、これを収めるには仏力に頼るしかないと逆に考えるようになり、仏教崇拝は再び広がりをみせることになった。このようなことがあり、激しかった蘇我氏と物部氏の争いは物部氏の没落という結果に終わったのであった。

仏教を崇拝したといえば聖徳太子が思い浮かぶ。聖徳太子は五七四年、用明天皇の第二皇子として生まれた。推古天皇のもと遣隋使を派遣して大陸の文化を取り入れるとともに、冠位十二階や十七条憲法を定め、中央集権国家体制を確立していったと伝えられている。蘇我氏と物部氏の争いで蘇我氏と協調する立場にあったことなどもあり、仏教を深く信仰し、五九三年に四天王寺を建立した。これはもうひとつの太子ゆかりの寺院である法隆寺の建立（六〇七年）より以前のことである。

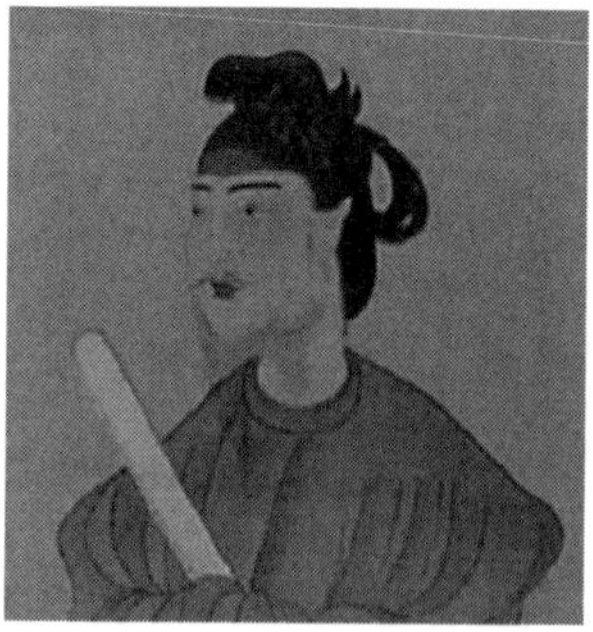

旧紙幣で有名な聖徳太子
唐本御影《とうほんみえい》という最古の肖像画であるが、後世に別人を描いたという説もある。

伝説によると四天王寺には、敬田院《きょうでんいん》、施薬院《せやくいん》、療病院《りょうびょういん》、悲田院《ひでんいん》の四箇院《しかんいん》を設置し、高齢者や病気を持つ人の救済にあたったとされている。敬田院は戒律の道場、施薬院は薬草を栽培して病気を持つ人に薬を施す施設、療病院は身寄りのない病気の人を療養させる施設、そして悲田院は困窮した人の飢えを救う施設であった。施療は「あまねく人々を救えば、未来永劫《みらいえいごう》においても疫病の苦しみにあうことがない」という仏典を拠りどころにして行われる仏教行事で、聖徳太子の四箇院はこのひとつということになる。しかし聖徳太子が四箇院を建立したという話はそれからかなり時代が下ってから著された『聖徳太子伝暦』などに出てくるもので、太子の四箇院建立が本当だったのか否かは定かではない。

いずれにしろ、この国の政治において中央にいた聖徳太子の仏教崇拝は、医療や福祉の精神に大きな影響を与えたのは事実であろう。しかし、仏典による薬草などをもとにした薬物は、遠くインドなどでないと入手できないものなどがあり、医療の実際としては、精神・心理療法や生活改善指導などが中心となっていったと思われる。

■大宝律令に定められた医療制度

物部氏との政争に勝利した蘇我氏は、蘇我稲目、馬子、蝦夷《えみし》、入鹿《いるか》の四代にわたって皇室を上回る勢いで大和政権を掌握していた。六四五年、中大兄皇子《なかのおおえのおうじ》（後の天智天皇）や中臣鎌足《なかとみのかまたり》は、政権を天皇家に取り戻そうと、飛鳥板蓋宮《あすかいたぶきのみや》で蘇我入鹿暗殺に及んだ。この暗殺事件直後に即位した孝徳天皇は改新の詔を発布し新しい政治を形成していく。この政変が大化の改新と呼ばれるものである。これを契機にその当時大陸に派遣されていた遣唐使によってもたらされた唐の制度にならい、七〇一年（大宝元年）に大宝律令が編纂され、これにより我が国は法治国家としての形を整えていくのであった。

　大宝律令の選定に携わったのは、大化の改新後、天智天皇から藤原姓を賜った藤原鎌足（中臣鎌足）の次男である藤原不比等《ふじわらのふひと》や忍壁皇子《おさかべのみこ》らである。この大宝律令の制定により、国政は天皇を中心として、太政官と神祇官の二官と中務《なかつかさ》省、式部《しきぶ》省、治部《じぶ》省、民部《みんぶ》省、大蔵省、刑部《ぎょうぶ》省、宮内省、兵部《ひょうぶ》省の八省からなる中央官僚機構が骨格として形成され、私有地の国有化、戸籍、租税に関することなどまで事細かな規定がなされていた。

　この大宝律令に含まれる制度のうち復元大宝律令では二一番目に、日本で最初の医療制度である「医疾令《いしつりょう》」が定められた。これは医療に携わる医師を政府が養成し、諸国に配置して医療に従事させようというものである。医師を官吏とすることで、医療の国有化を目指したものと考えられる。具体的には一三～一六歳の医師の子弟四〇名を医学生として選抜し、厳しい試験を課して中央政府や地方行政機関に配属していく。部門ごとの修学年限や定員は、内科および鍼灸《しんきゅう》が七年で一二名、外科・小児科が五年で三名、耳鼻科・眼科・歯科にあたるものが四年、按摩《あんま》や呪術にあたるものが三年などであった。九年間かけても修了できない者は

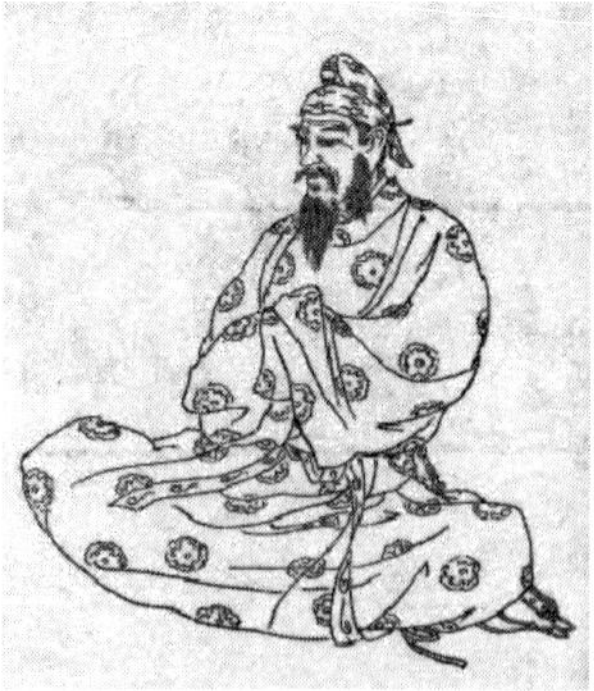

藤原不比等
菊池容斎・画
明治時代

退学処分とするなど大変厳しい学制だったようだが、卒業生は医官として従八位の官位や禄が付与されることなど優遇制度が定められていた。ただしこの制度は、あまりにも理想的で事細かなことから、どれだけ実効されたかは明らかではない。

■医療者養成機関である典薬寮

律令制のなかで、実際に医療者養成機関として制定されたのが典薬寮《てんやくりょう》である。大宝律令で定められた中央官僚機関の中に現在の厚生労働省にあたるものは存在せず、典薬寮は宮内省に属する部署として設置された。典薬寮では、医療関係者の育成および薬剤として用いる薬草園の管理が行われたが、その医療行為は主として宮廷官人に対するものだった。当初は典薬寮とともに天皇への医療を行う内薬司《ないやくし》が別組織として設定されたが、八九六年には典薬寮と内薬司は併合され、朝廷における医療をすべて管掌する機関となった。

典薬寮の長官として典薬頭《てんやくのかみ》が統率し、実際の医療は医師（一〇人）、針師（五人）、按摩師（二人）、呪禁師（二人）で実践した。さらに医博士、針博士、按摩博士、呪禁博士が任命された。博士とは、現在の学位としての博士とは異なり、学生を指導する教授としての官位であった。これらの教員から医術を学ぶ医生（四〇人）、針生（二〇人）などの学生がいた。典薬寮は国の中央組織であるが、地方でもこれに準じて医療者組織が形成されていく制度になっていたが、十分に浸透していったのか否かは定かではない。また中央政府の典薬寮も平安時代以降は朝廷内にだけその形を残すのみとなっていた。そして一八六九年、明治維新に伴う制度改革によって廃止されたが、七世紀の律令制により形成された機関が、一〇〇〇年後の明治維新まで長期間存続したという大変まれな機関であった。

典薬寮の役職として呪術師が設定されていたように、古代の医療はやはり呪術的な色彩が強かったようで、典薬寮の最高責任者である典薬頭として七三二年には、修験道の開祖とされる役小角《えんのおづの》の弟子であった韓国広足《からくにのひろたり》が就任している。その後、典薬頭は和気清麻呂を開祖とする和気氏、そして平安時代に現存する日本最古の医学書『医心方《いしんほう》』を編纂した丹波康頼に始まる渡来系の氏族である丹波氏らが世襲することになっていった。

■最古の内服薬である酒

昔から、「酒は百薬の長」といわれているように、古代からの内服薬として酒が用いられていた。富士川游著の『日本医学史綱要』にも「薬物の内用は、酒を以てその始めとすべし」と記述されている。上述のように神話の時代から、医薬の祖である少彦名命は、病気を治す薬のひとつとして酒造りの技術を普及させた。

酒の薬効としては、適度の飲用により、食欲を亢進させ、精神的ストレスを緩和すること、また血管を拡張させることにより血液循環を良好にするなどが考えられる。しかし古代に「酒は万病を除く」とされていたのは、酒に酔うと一時的にでもさまざまな苦痛が緩和されるという程度のものだったのであろう。

一方、漢方薬に使われる生薬を原料の一部として醸造されたいわゆる薬酒は、日本においてもその歴史は古く、奈良の正倉院に伝わる七三九年頃の文書に「写経生の足のしびれに薬の酒を飲ませる」ことが記述されている。薬酒は後漢時代の中国から漢方薬とともに日本に伝えられたもので、酒のもろみに薬材を添加し発酵させる発酵薬酒と、酒の中に薬材を浸して作る浸薬酒の2種類あるが、古代からの浸薬酒として代表的なものが「屠蘇《とそ》酒」である。五〜六種類の生薬を酒やみりんに漬け込んで作るもので、正式には屠蘇延命散という。元旦に屠蘇を飲み一年の無病息災を願う正月の風習は、八一一年に宮中で行われたのが始まりといわれている。

薬用植物

酒のほかに古代から薬物として用いられたものの中心は、草木の皮、根、果実や葉など薬用植物

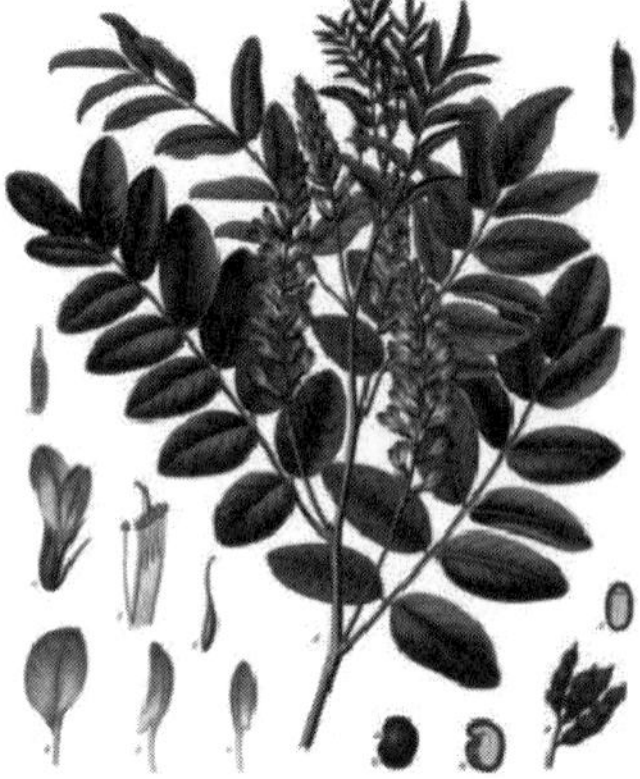

代表的薬用植物の一つである甘草

といわれるものであった。富士川游著『日本医学史綱要』には薬用植物として葛《くず》、蕪青《かぶら》、蒲黄《ほおう》（ガマの花）、薄《すすき》、葦《よし》、比々羅木《ひいらぎ》、樺《かんば》、桃、赤酸醤《ほおづき》、柏、樫、真堅木《まさやき》、楓《かえで》、挙樹《くぬぎ》、羅《ら》（ガーゼのような薄い布？）、檜《ひのき》、茜《あかね》、葡萄《ぶどう》、海布《め》（ワカメなどの海藻）、蜀椒《なるはしかみ》（山椒）、胡桃《くるみ》、竹などがあり、中でも蒲黄や桃は治療に用いた記録があると述べられている。一方、江戸時代（一五五八年）に佐藤方定（佐藤神符満《しのぶまろ》）が著した『備急八薬新論《びきゅうはちやくしんろん》』には、人参、附子《ぶし》、原朴《ほうのき》、甘草《かんぞう》、胡椒《こしょう》、丹砂《たんさ》、巴豆《はず》、大黄があげられている。この中には丹砂のように鉱物も含まれているが、これら八薬は神代から治療に用いられる。

　上述の典薬寮に所属する役職として、薬園の管理をする二人の薬園師《やくおんし》が薬園生六人の教育を担当する一方、実際に薬園の手入れをする薬戸《やくこ》を使役して薬用植物の栽培、管理をし、山沢から薬草を採取する仕事をしていた。薬園は朝廷の支配が及ぶ各地に存在していたが、後にこれとは別に地黄園《じおうえん》、枸杞園《くこえん》、茶園なども作られるようになった。地黄はゴマノハグサ科ジオウ属植物の根茎で解熱作用などがある生薬であり、枸杞はナス科の植物でその果実や葉から抗炎症作用をもつ生薬として用いられていた。

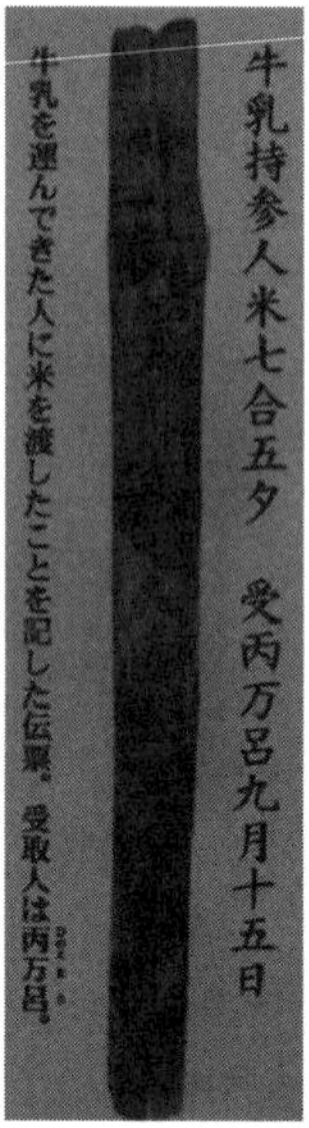

長屋王旧邸宅から出土した木簡

■医薬品として用いられた牛乳

牛乳はカルシウムを多く含み良質のタンパクであるなど現在では大切な健康飲料だが、昔から牛乳を治療薬物として用いることが行われていた。古代、上流階層の人々が牛乳を飲んでいた証拠として、天武天皇の孫で、藤原氏との勢力争いに敗れて自害した長屋王の邸宅跡（奈良県二条市）から多く出土した木簡《もっかん》（文字が書かれた細長い板）には、牛乳を運んで

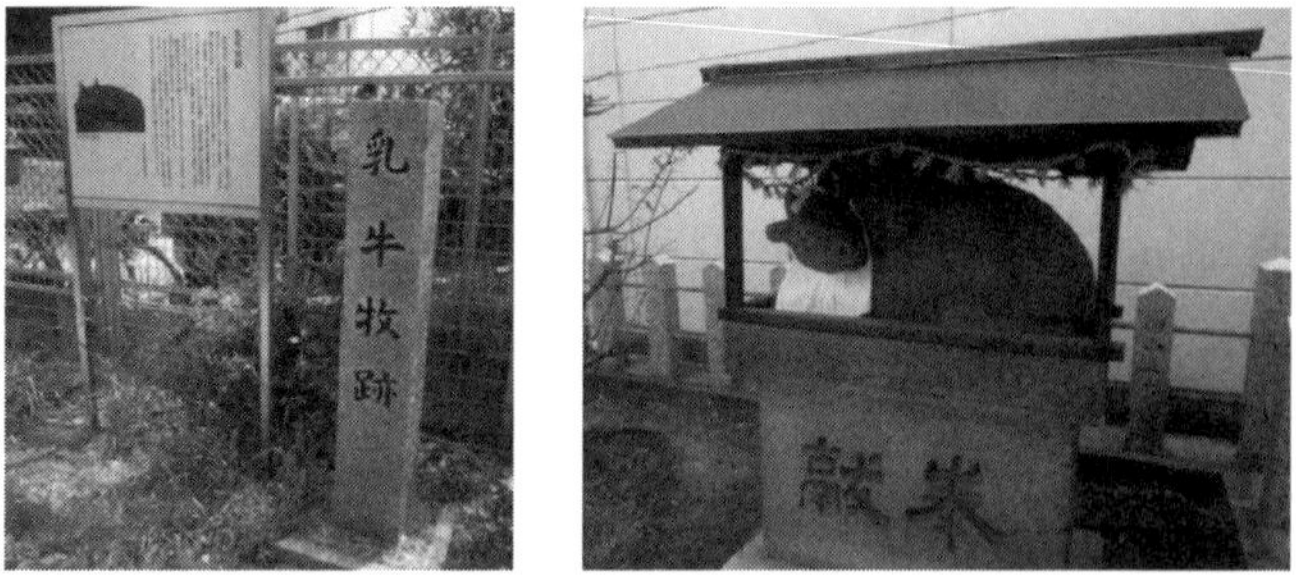

大阪市東淀川区大桐にある乳牛牧碑（左）と近隣の大隅神社境内にある牛の像（右）
（著者撮影）

きた人にコメを渡したことが記載されているものがある。ことに病気で虚弱となった身体に牛乳を与えることは、現在でも理に適った治療といえるであろう。牛乳をそのまま飲むだけではなく、現在のチーズのような「蘇《そ》」や「酪《らく》」といった乳製品が作られ、食品として以外に薬として用いられていた。

　また日本書紀には安閑《あんかん》天皇の二年（五三五年）「牛を難波大隅島、媛島松原（現在の大阪市東淀川区あたり）に放つ」という記載があり、古来この辺りは乳牛の放牧に適した土地だったようである。律令制度の中でも、典薬寮の付属施設として乳牛院が設置され、東淀川区周辺のこの土地は乳牛牧《ちちうしまき》として毎年、牛乳や乳製品を献上することが義務づけられていた。大阪市教育委員会によると、二〇世紀の初めまで、現在の大阪市東淀川区には乳牛牧村という地名が存在し、大隅東・西小学校は「乳牛牧尋常小学校」と称していた。大阪市東淀川区大桐五丁目には「乳牛牧跡」の石碑が建てられており、近隣の大隅神社の境内には牛の像がある。

第二章

奈良時代

奈良

■天然痘の大流行

天然痘は天然痘ウイルスが病原体で、空気中からの飛沫感染や患者の膿などへの接触感染が原因で発症する。いったん発症すると高熱が続き、豆粒状・丘状の皮疹が頭部・顔面から全身に広がり、内蔵障害を伴って重症になると呼吸困難で死亡する。天然痘の歴史は古く、紀元前エジプトのミイラにも天然痘感染の跡が残っているというが、一七九六年、ジェンナーが開発した種痘法により、天然痘ウイルスは現在地球上から完全に撲滅されている。

日本では六世紀の初めにも大流行があり物部守屋が発症したことはすでに述べたが、奈良時代では、七一四年頃から日本と交易があった朝鮮半島の新羅で天然痘の大流行があった。日本から遣新羅使が派遣されたとき、多くの人が天然痘に感染し、生還した人は天然痘ウイルスを日本に持ち帰ったことになり、七三五年頃から日本でも大流行がおこった。当時の朝廷内にも流行は及び、藤原不比等の死因について毒殺されたという説もあるが、この天然痘に倒れたのではないかと考えられている。藤原氏は後年、平安時代中期に中央政権において藤原道長を代表とするように絶大な権力をふるった。最初に藤原氏を名乗ったのは、六四五年当時の権力者であった蘇我入鹿を殺害し天皇中心の政権を作った大化の改新において中大兄皇子（後の天智天皇）とともに活躍し、天智天皇から藤原姓を賜った中臣鎌足（藤原鎌足）である。鎌足の次男である藤原不比等は七〇八年、右大臣となり政権の中央に座り、七二〇年（養老四年）の死後、正一位太政大臣を贈られた。これらのことから栄華を誇った藤原氏の実質的な開祖は藤原不比等であると考えられ、また不比等は天智天皇から大変な厚遇を受けたことから、平安時代後期の歴史物語『大鏡』などには、不比等は藤原鎌足の子ではなく、天智天皇の落胤《らくいん》である可能性が記載されている。

不比等には四人の子息がいた。長兄から順に藤原武智麻呂《むちまろ》（藤原南家）、藤原房前《ふささき》（藤原北家）、藤原宇合《うまかい》（藤原式家）、藤原麻呂（藤原京家）で藤原四兄弟といわれている。皆それぞれ若い頃から政権の要職にあったが、不比等の死後、政権の首班となった皇族の長屋王を策謀により自殺させ藤原氏中心の政権を作り上げた。しかしこの四兄弟も次々と天然痘を発症し、若くして亡くなってしまい、藤原氏は大打撃を受けた。また藤原氏だけでなく、朝廷内の多くの官人もこの疫病で亡くなり、朝廷で恒例の年中行事も実施できない状態になったという。

天然等の地方での流行や飢餓により国全体が荒廃し、政情は全く不安定状態となった。さらに追い討ちをかけたのが、七四〇年に勃発した藤原広嗣の乱である。藤原広嗣は、藤原四兄弟の三男で四兄弟のうち最後まで生存していた正三位、参議、式部卿の藤原宇合の長子で、九州の太宰府に赴任していた。九州地方の惨状を目の当たりにした広嗣は、この社会情勢は中央政府の失政によるものだとして反乱を起こしたのである。藤原広嗣の乱は何とか鎮圧されたが、政府の動揺は収まらず、ときの天皇、聖武天皇は都を平城京から恭仁京《くにきょう》（京都府木津川市）、難波京（大阪市）

さらに紫香楽宮《しがらきぐう》（滋賀県甲賀市）に次々と遷都した。また疫病の流行地に医師を派遣したり、病人に医薬を与えるなどの措置を実施し、何とかこの危機を解消しようと策を廻らせていた。もともと仏教を厚く進行していた聖武天皇は鎮護国家の思想により安定を図ろうとし、七四一年、国分寺建立の詔を出し、国ごとに国分寺、国分尼寺を設けさせることとした。ついで七四三年、紫香楽宮で大仏建立の詔が出された。七四五年に奈良平城京に戻った聖武天皇は娘の孝謙天皇に譲位した七五二年、奈良東大寺大仏が約九年の歳月をかけて完成し、大仏開眼の壮大な儀式が執り行なわれた。この儀式には大勢の政府関係者の他、インドや中国から渡来した僧を含め約一万人の僧が参列したそうである。これは当時の医療者の中心が僧医であり、朝廷や政府高官の病の診療に携わったことから、朝廷から厚い信任を得る場合が多かったことと関連があったと考えられる。

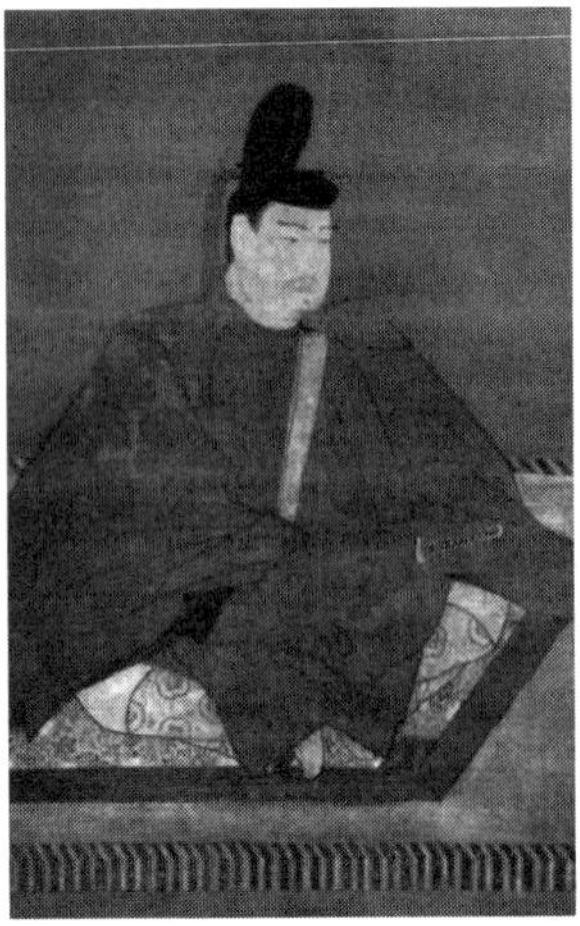

聖武天皇
作者不詳
鎌倉時代

光明皇后《こうみょうこうごう》と医療

藤原四兄弟の父で栄華を誇った藤原氏の実質的な開祖、藤原不比等は長女である宮子を文武天皇の夫人に入れ、生まれた皇子（後の聖武天皇）の即位を計った。さらに県犬養橘三千代《あがたいぬかいたちばなのみちよ》との間にできた娘の光明子《こうみょうし》も聖武天皇の夫人として、天皇家と藤原氏の密接な結びつきを築いていった。光明子（光明皇后）は仏教を深く信仰していた母の影響もあり、仏教へ帰依して厚い信仰心を持っていたことから、疫病流行に対して国分寺や大仏建立に至った聖武天皇の考え方に大きく影響を与えたと考えられる。

光明皇后の施療は「あまねく人々を救えば、未来永劫、疫病の苦しみから逃れられる」という仏典を拠りどころにしている。聖徳太子が四天王寺に施薬院、療病院、悲田院、敬田院の四院を建てたといわれる伝説は定かではないことをすでに述べたが、施薬院や悲田院は光明皇后によって本格的なものになっていったようである。この二院は七二三年、興福寺に置かれた。興福寺はもともと藤原鎌足の病気治癒を祈って京都の山科に建てられ、山階寺《やましなでら》として藤原氏の氏寺であったが、藤原不比等がこれを藤原京に移し、さらに都が平城京に戻ったとき興福寺として現在ある奈良の春日野に移されたものだ。

光明皇后が立后した翌年、この興福寺に施薬院と悲田院が設けられた。施薬院は皇后宮職の管理

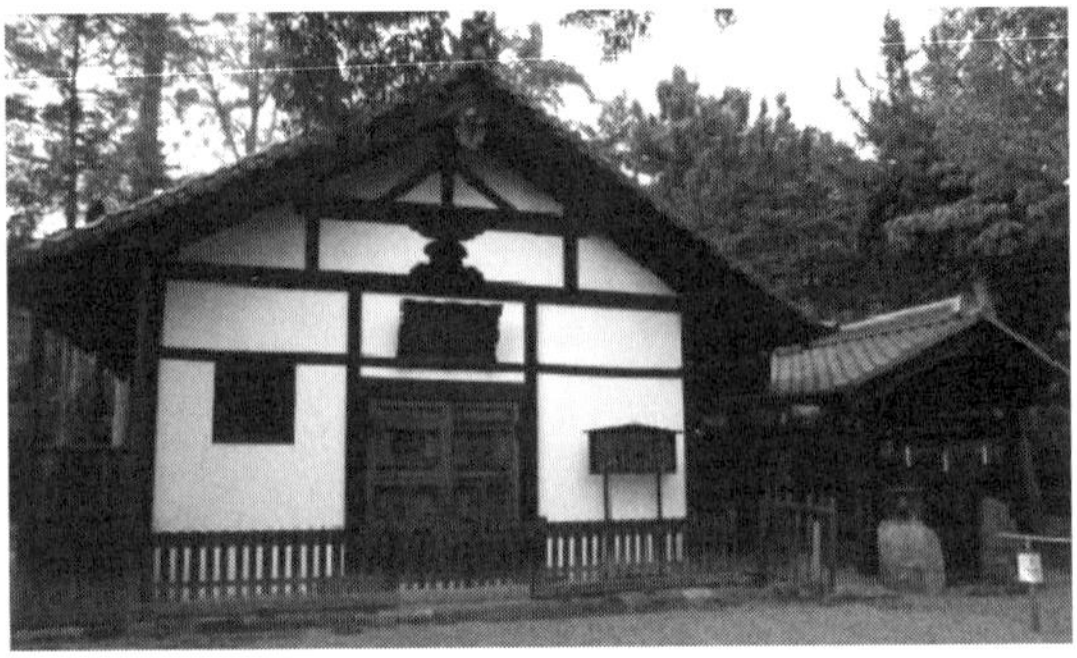

奈良市法華寺の浴室

「からふろ」と呼ばれている。現在の建物は江戸時代に再建。（著者撮影）

下で役人が置かれ、医師・鍼師らの医療に必要な薬草を諸国から買い集めていた。医疾令では、医療職が病人のいる家を巡り治療することが定められていたが、典薬寮の医師は興福寺の施薬院から入手した薬をもって都中を廻り、病家に薬を与えていたという。さらに自宅では保養できない人、さらに孤児たちを悲田院に収容していた。

また光明皇后でよく知られる伝説として、浴室での施療がある。奈良市の平城京跡に隣接して、光明皇后が病人の治療のために建てたとされる法華寺があるが、この法華寺に浴室が残されている。これは古くから「からふろ」と呼ばれており、サウナ風呂のような蒸し風呂だったのであろう。光明皇后は「からふろ」で、千人の民の汚れを拭うという願を立てていた。ところが、千人目の人は全身の皮膚から膿を出すハンセン病者で、皇后に膿を口で吸い出してくれるよう求めたため皇后が病人の膿を口で吸い出すと、たちまち病人は光り輝く如来の姿に変わったという逸話が残されている。

■正倉院に残される薬物

奈良東大寺を建立した聖武天皇はそれまでも病気がちであったが、七五六年、その病状は思わしくなく崩御された。忌明けの四十九日に、遺詔《いしょう》により生前に愛用していた品々など六〇〇点が光明皇后によって東大寺に奉納された。それが校倉造《あぜくらづく》りで有名な正倉院の御物となって今日に伝わっている。服飾、調度品、楽器、武具などがあり、唐ばかりでなく、遠くシルクロードを経た西アジアや南アジア渡来の品々が含まれている。御物それぞれの由来が明確にされており、管理が厳重で保存状態がよいことから、校倉造りという建築物そのものとともに、御物自体が国際的な美術品として知られている。

また正倉院には六〇種の薬物が保存されており、その目録である『種々薬帳』が残されている。桂心、甘草、人参、大黄など今日でも漢方薬としてよく用いられる薬物を含めて六〇種の薬品名と、その下にそれぞれの分量が記載されてある。薬帳の最後に、「献納した薬物は盧舎那仏《るしゃなぶつ》（大仏）を供養するためのものであり、これを使った者は万病がことごとく治り、寿命を全うすることを願う」という意味のことが記されているという。つまり奉納された薬物は、他の御物とは異なり施薬を目的とした大仏供養のためのものだった。またこれら薬物の一部は、光明皇后の施薬院で使用するために随時、出庫されたことが記録に残されている。しかし六〇種の薬物のうち、実際に施薬院へ出庫されたものは、上述の桂心、甘草、人参、大黄の四種類に限られていた。この四種類の薬物は当時から一般に最もよく使用されていたことがうかがえる。

現代になって、昭和二三年から二四年と平成六年から七年の二回にわたって御物の調査が行われた。その結果、種々薬帳に記載される六〇種の薬物のうち、三九種が現存していることがわかったそうである。さらに科学的検証によりこれらの薬物のほとんどが外国産であることが明らかとなった。多くの美術・工芸品としての渡来御物とともに、これらの薬物は当時、我が国では予想以上に世界的交流が広かったことを示していると考えられる。

僧侶による医療

律令制度で医療に関する法律である医疾令が出され、中央の医療を統括する典薬寮があり、医師などの医療職を養成する制度が確立していた。しかし、奈良時代の記録では、名医とされる人のほとんどが僧侶であった。特に天皇など高貴な人の医療に携わったのは僧侶で、宮廷に看病僧として仕えていた。ここでいう看病とは、現代のように病者の身の回りの世話をするという意味ではなく、薬石による病気の治療はもちろん病気治癒を祈る祈祷など、当時のすべての医療を行うことを意味する。聖武天皇の病気に対して医療にあたった看病僧は一二六名に及んだという。

中にはその医療が成功することにより高い地位を得た場合が多くみられた。その代表的な人物が僧道鏡である。道鏡は、河内国、弓削連《ゆげのむらじ》氏出身で、弓削道鏡とも呼ばれている。看病や湯薬の法に詳しく、宮中に看病禅師として仕えていたが、聖武天皇の娘である孝謙天皇が退位し孝謙太上天皇となった後、病気に罹り召し出された道鏡は彼女の看病に成果をあげてその寵愛を受けるようになった。その時の天皇は、藤原四兄弟の長男である藤原武智麻呂の子、藤原仲麻呂によって擁立された淳仁《じゅんにん》天皇であるが、藤原仲麻呂は淳仁天皇から恵美押勝《えみのおしかつ》の名を賜り、破格の待遇を得て太政大臣に昇りつめ権力を掌握していた。そんな折、孝謙太上天皇の寵愛を受けている道鏡との対立が深まり、恵美押勝はその地位を保全しようと七六四年に兵を挙げた。しかし孝謙太上天皇側の迅速な対応により押勝は殺害され、淳仁天皇は退位する結果となってしまったのが恵美押勝の乱（藤原仲麻呂の乱）である。

その後、孝謙太上天皇は再び即位し称徳天皇となるが、道鏡は天皇の信任も厚く、太政大臣禅師、さらに法王となって天皇に準ずる待遇を受け仏教政治に腕をふるう。そして称徳天皇の意向を受けてついに道鏡を皇位につけようとする事件までおこってしまった。これに対してはさすがに反対派の動きも鋭く、和気清麻呂らの道鏡即位反対運動により頓挫した。七七〇年、称徳天皇が死去すると、天皇の親任以外に政治的基盤のなかった道鏡の立場は暗転し、下野《しもつけ》薬師寺の別当として追放され、七七二年、同地で死去したという。

一方、医療者としてはあまり知られていないが、有名な看病僧のひとりに唐から来日した鑑真《がんじん》がいた。鑑真は六八八年、唐の長江河口近くの揚州で生まれ、一四歳で出家して長安・洛陽で仏教を学び、唐国内で戒律を教え広めて名声を得ていた。そのころ仏教の普及のため本格的な伝戒師を求めていた日本から僧栄叡《ようえい》・普照《ふしょう》らが唐に渡り、鑑真に誰か日本で戒律を広める人物を紹介してくれるよう懇願したところ、七四二年、鑑真自身が決意し渡日することになった。しかし難破などで五回も渡海に失敗し、そのうちに自らは眼病を患い失明してしまう。最終的に七五三年、遣唐使の帰国船に乗ってついに日本に渡ることに成功し、翌年には平城京に入り、東大寺に迎えられた。そして大仏殿前に戒壇を設けて、聖武太上天皇、光明皇太后、孝謙天皇をはじめとして、多くの僧侶が鑑真から受戒した。七五八年に大和上《だいわじょう》の号を授けられ、のち東大寺から移った唐招提寺に現在も祀られている。

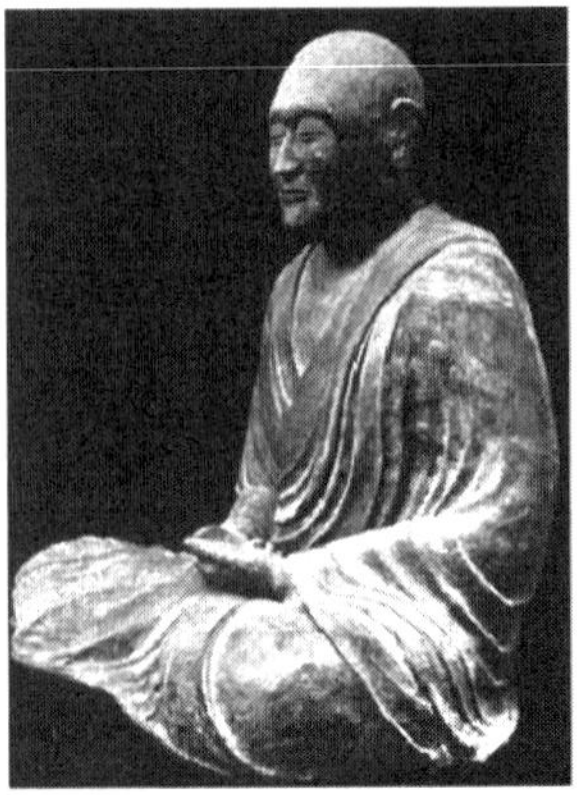

鑑真和上像

鑑真は戒律だけでなく医術についても詳しい知識を持っていた。来日にあたって多くの珍しい薬物を持参し医術の普及にも大きな貢献をしたのである。正倉院薬物の中に遠くアラブ産のものも含めて多くの外国産の薬物があるが、その中に、鑑真が来日するときに持参したであろうと考えられているものがあるという。何度も渡海に失敗して盲目となった鑑真は、匂いだけで薬物を鑑定することができたといわれているが、それは実物を知らなかった日本の医療者にとって大変重要な情報であった。

藤原不比等の長女で聖武天皇の母である、藤原宮子《みやこ》の病が悪化したとき鑑真が呼ばれて治療し、その時に使用された医薬が奏功したことによって鑑真は僧としての高い位が授けられたのである。また聖武太上天皇が重体に陥った時、看病僧一二六名が朝廷に召集されたが、この中にもちろん鑑真も含まれていた。治療の甲斐もなく七五六年、天皇は崩御したが、この僧たちの租税負担が免除されることになったという。

第三章

平安時代

平安

平安時代の医療制度

平城京が都であった奈良時代、大仏を建立した聖武天皇の頃はまだ平穏であったが、後期になると僧道鏡が天皇の位に就こうとするなど、それまでの仏教政治に歪が目立つようになった。これを一掃するねらいも含めて、桓武天皇は都を移すことにした。はじめは山背国《やましろのくに》長岡の長岡京（現在の京都府向日市あたり）に遷都したが、これには平城京の貴族らの中にも強硬に反対する勢力もあり、桓武天皇の腹心だった藤原種継が暗殺されるなどの事件がおこり、最終的に七九四年、山背国葛野《かどの》宇陀《うだ》、現在の京都市に再遷都された。平和で安心できる世の中であることへの願いを込めて平安京と名付けられ以後、一一八五年に源頼朝が鎌倉に幕府を開くまでの約三九〇年間を平安時代と呼ぶ。

奈良時代から引き継がれた律令制度に基づく社会であった前期、荘園制が生まれ律令制が崩壊していった中期、および武士が台頭して鎌倉時代に引き継がれていく後期に分けて考えるのが大方の見方である。平安前期では、医療制度については律令制度で生まれた典薬寮があり、これに基づいて設置された施薬院が平安時代後期にかけて大きな力を持つようになった。

典薬寮は奈良時代に比べて相当大きな規模となり、地方から送られてくる薬物の管理、薬園や乳牛牧場の管理、医学教育および医師の任免、朝廷関係者や畿内住民の診療まで、すべての中央医療関係を管轄していた。この時代に医学を学んでいた医生の正確な数字は明らかではないが、数十人の規模であったと考えられている。定められた教育課程が修了すると、かなり厳格な資格試験が実施されたが、合格しない場合も多く、これらの者には当然のこととして医業を行うことを禁止していた。しかし次第に医師不足が問題となってきたため、医師の子孫はたとえその本人が医学教育を受けていなくても無検定で医師になれるという無謀ともいえる制度に変わっていったようである。

施薬院については、奈良時代に光明皇后が興福寺に皇后宮職として設置したものが最初であった。平安時代になるとこれが皇后宮職から独立した存在となり、その規模を拡大させていき、もともと悲田院の管轄であった貧困の住民や孤児の救済までを取り仕切っていた。京の町で飢病者がいると米や塩をふるまうなどの事業も行っていたようである。しかし京では一方でかなり非道なことも行われていたようで、奴婢《ぬひ》（律令制度における一種の奴隷）は死が近づくと雇い主に道端に捨てられるなどして、道端や河原には白骨がごろごろ転がっていたという。それはともかくとして、時代が下って荘園が栄え地方に朝廷の力が及ばなくなると施薬院の勢力も衰えてきた。また地方で施薬という大義名分のもと特権を得て横暴な活動が目立つようになったという記録も残されている。

現存する最古の医学書

平安時代の全般的な医療の特徴は、それまでの遣唐使が廃止され、大陸から新しい医療が直接もたらされることがない分、我が国独自の医療が築き上げられていったが、その典型としていくつかの医書が編纂されたことがある。なかでも丹波康頼による医心方は、その原本が長年朝廷で保管されていたこともあり、すべてが現存している貴重な資料となった。

日本で最初に著された医学書は七九九年、和気広世《わけのひろよ》による『薬経太素《やくきょうたそ》』といわれる。奈良時代後期から朝廷に仕えていた和気広世は、後年の楠木正成らと同様に勤皇の忠臣とされている和気清麻呂の長男で、和気家は広世以後代々医家として継承されていくことになる。しかし和気広世の著した原本の内容は散逸してしまい、後世、室町時代か江戸時代に書き直されたものとされている。次に古い医書は平城天皇の治世八〇八年に安倍真直《あべのまなお》らにより著された『大同類聚方《だいどうるいじゅうほう》』で、一〇〇巻にも及ぶ大著であったが散逸してしまった。最近まで断片的に伝えられる内容が大同類聚方原本の一部であると考えられていたが、現在では否定的な説が多く、後世の記述ではないかと考えられている。

原本の形を今に伝える最古の医書は、典薬頭も勤めた丹波康頼が九二八年に著した『医心方』である。原本は丹波康頼から宮中に献上され、永らく宮中の秘蔵書となっていたことから、時代の変遷による散逸もなく、そのまま現在に伝えられている。室町時代になって、丹波家とともに代々の医家代表であり当時の典薬頭であった半井瑞策《なからいずいさく》に下賜された。

医心方の内容は、丹波康頼が隋や唐の医書一二〇あまりを引用して書き上げられた三〇巻からな

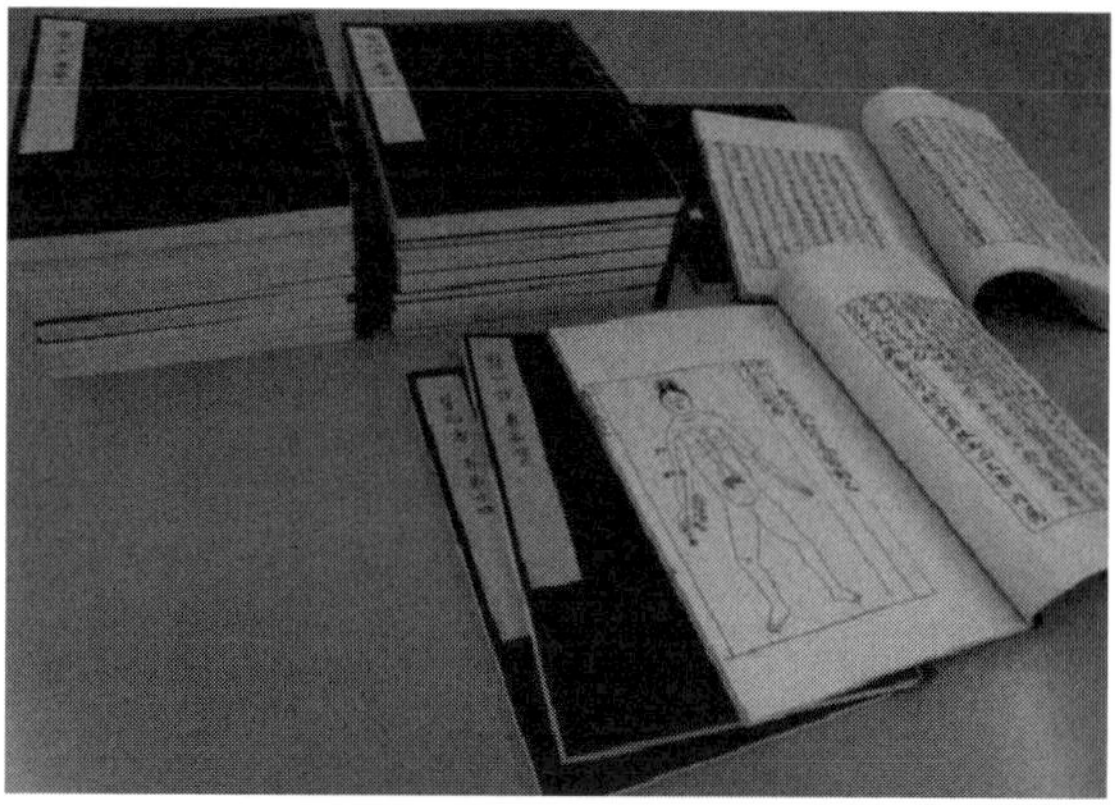

『医心方』復刻版
兵庫医療大学図書館蔵（著者撮影）

る医学全書である。医師の心得、薬物の注意点から始まり、鍼灸に関すること、内科、外科、眼科、耳鼻咽喉科、産科、婦人科などあらゆる医学領域に及び、最終の第三〇巻には穀物、野菜、肉類などの健康食品にも触れられている。医心方の著述に引用された中国などの医書は、現在では散逸して存在しないものも多く、医心方は古代東洋医学の内容を知る上で欠かせないものとなっているという。

■医療と験者《げんざ》、陰陽師《おんみょうじ》

医心方のような一流の医学に基づく医療は、都に在住するごく限られた身分の高い人にしか施されなかった。庶民のほとんどは古代からの民間医療や、僧らによる加持祈祷に頼ったものだった。特に、平安時代には非業の死を遂げた人の恨みが現世に祟《たた》りをなす怨霊の存在が信じ込まれており、人の病、特に疫病の流行はすべて怨霊の仕業であると考えられていた。平安遷都にあたっての争いから反対派により幽閉され自害した桓武天皇の弟で、皇太子だった早良親王《さわらしんのう》を祀ったのが御霊会《ごりょうえ》の始まりである。平安時代には御霊会が盛んに行われるようになり怨霊を鎮めるため、非業の死を遂げた人を神として祀るようになった。その代表的なものが、藤原氏による陰謀の犠牲となった菅原道真《すがわらのみちざね》が天神として祀られた北野神社である。

菅原道真は儒学者の家に生まれ、そのころの朝廷で政権の中枢を形成していた貴族ではなかった。平安時代中期、天皇との結びつきから朝廷での地位を得ていく条件として、文人で教養が高く、官吏としての政務能力が高いことが条件であった。道真は儒教的思想を背景とした政治理念を持ち、優れた実務能力があったことから、宇多天皇に重用され、右大臣にまで登りつめた。この時、これに次ぐ左大臣の地位にあったのが藤原時平で、新しく時事情勢にあわせた行政をするべきとの政治理念を持っていたが、従来の律令政治を踏襲しようとする道真と政治的対立があったという。成り上がって右大臣になった道真に対する他の貴族たちの妬みがあったところへ、後ろ盾だった宇多天皇が醍醐天皇に譲位し上皇になった後、時平らの讒言《ざんげん》などもあり、道真の立場は破局を迎える。九州の大宰府で太宰権帥《だざいごんのそち》に左遷された道真は、京に残した妻子を想いながら悲運のなか五九歳で亡くなってしまった。

道真の死後、京ではさまざまな事件が発生し、それらが道真の怨霊のためであるとすべての都人が盲信するようになった。病気をはじめとしてすべての不祥事は怨霊、物怪《もののけ》の仕業であるという思想の典型的な例である。醍醐天皇は天然痘に罹患し崩御され、政敵だった藤原時平も病名は明らかではないが、短い闘病の後わずか三九歳で亡くなった。また御所の清涼殿に落雷がおこり、大納言藤原清貫《きよつら》らが即死した。

この怨霊を鎮めるため、京で道真は北野天満宮に祀られた。妻子と別れ大宰府へ出発するとき、庭の梅の木に寄せて詠んだ「東風《こち》ふかば　にほいおこせよ梅の花　あるじなしとて春な忘れそ」という有名な歌から、天神様と梅が結びついている。

平安時代には、身分の上下にかかわらず人々は病気の原因は怨霊の仕業だと信じていた。当時、急病人が出るとそれに対応するのは怨霊、物怪を退治する加持祈祷が最も重要な医療行為であった。枕草子には急病人があるので験者を探し回り、やっとのことで加持祈祷により治癒した様子が記されている。また宇津保物語などには、験者による加持祈祷で物怪を調伏させた後、医師による後治療が行われたことが描かれている。つまり当時の人々にとって病気の治療には、医師が処方する薬の内服より験者による加持祈祷の方がはるかに大切であったことがうかがえる。

一方、都で身分の高い人たちは病気になると、呪術や祭祀を行う陰陽師に疫神を退治させるようになった。陰陽師は、養老律令で中務省《なかつかさ》に属する官職のひとつで、本来は陰陽五行に基づいた陰陽道により占術を専門とする職であったが、次第に怨霊や疫神の退治をも行う職業となっていた。藤

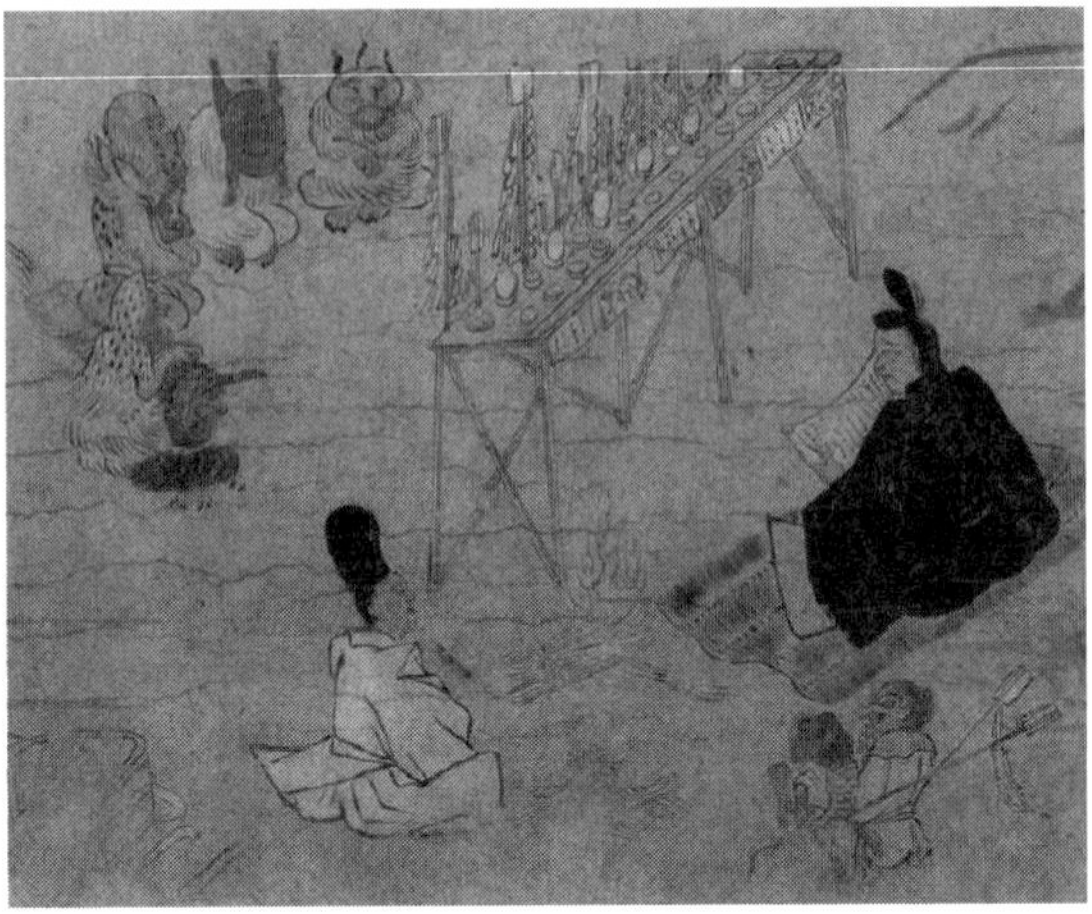

疫病神退治をする安倍晴明
『泣不動縁起』

原氏の陰謀で九州の太宰府に左遷された菅原道真のように政争に敗れて失脚したり、暗殺された人の怨霊が疫病を引き起こすと信じられ、これに対応することが必要だったのである。陰陽師として一躍有名になったのが、小説、映画、テレビドラマに登場する安倍晴明《あべのせいめい》だ。安倍晴明は九二一年、摂津国阿倍野（現在の大阪市阿倍野区）に生まれたとされ、陰陽師賀茂忠行に陰陽道を学び官職に就いた。五〇歳頃から頭角を現し、最終的には中務省の陰陽寮長官である陰陽頭よりも上の官位であったといわれる。

■藤原道長の糖尿病

糖尿病は、よくのどが渇く、よく水を飲む、そして尿量が多い、などの症状があり、合併症として眼底の網膜が障害される糖尿病性網膜症や腎機能が低下する糖尿病性腎症、手足の感覚がなくなってしまう糖尿病性神経障害といった三大合併症のほか、白内障や心筋梗塞、脳梗塞などの大血管障害が発生する。昔はその症状から「飲水病」とか「口渇病」などと呼ばれていた。基本的に乱れた生活習慣が糖尿病発症を引き起こす生活習慣病であるが、発症しやすいか否かについては遺伝的素因が大きく関与する。

平安時代、国の政治はいわゆる摂関政治で摂政・関白により動かされていることが長く続いた。この中で「この世をば我が世とぞ思う望月の欠けたることも無しと思へば」と詠んだことで有名な最高権力者の藤原道長は糖尿病であったことはよく知られている。遺伝的素因としては、道長の父である藤原兼家の兄、摂政の藤原伊尹《これただ》は重症の糖尿病に悩まされ四九歳で亡くなっている。また道長は兼家の四男であったが、兼家の長男で摂政関白の藤原道隆も糖尿病で酒の飲み過ぎによる病気で死亡したとされている。

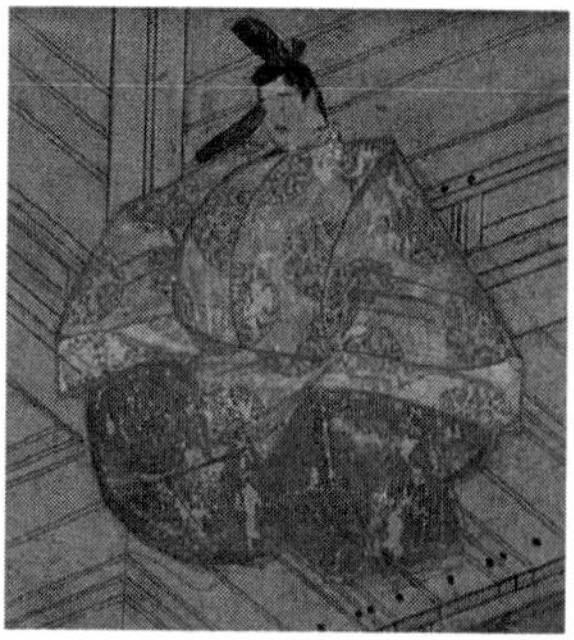

藤原道長
『紫式部日記絵巻』

このように道長には糖尿病の遺伝的素因があり、その上、贅沢三昧の生活をしていたのであろう。過飲過食、運動不足、さらに上図でわかるように肥満があり、その地位からストレスもあったことが想定される。これらはすべて糖尿病を悪化させる要因であった。五〇歳を過ぎてから、「昼夜なく水を飲みたくなる、口が渇いて脱力感がある。しかし食欲は以前と変わりはない」などと、同時代の公卿であった藤原実資《さねすけ》の残した日記『小右記』に記されている。同じく『小右記』に道長の目が見えなくなったことが書かれており、顔を近づけても相手が誰かわからなくなっていたという。おそらく糖尿病合併症の網膜症や白内障が相当進行していたのであろう。また背中に膿がたまる腫れ物が何度もできたことなどが記録されている。欠けたることのない我が世を謳歌した藤原道長は、六二歳でその生涯を閉じたのであった。

平安時代の疫病

平安時代は、王朝貴族が政権を握り優雅な社会情勢がイメージとして浮かぶが、実際は毎年のように異常気象や疫病の流行が繰り返されていた。なかでもそれまでに藤原一族が次々と罹患し命を落としていった天然痘は、全国的な大流行を繰り返していた。中央政府は限られた地方の流行であれば食料をふるまうなどの対策が立てられるが、全国的な広がりとなると、医療はもちろん公衆衛生的な施策をすることは不可能で、神仏に頼ることしかできなかった。

また八六一年における赤痢の流行は病名が記録に残っている。赤痢にはアメーバ赤痢という寄生虫が原因で発症するものと、赤痢菌が原因の細菌性赤痢があるが、多くは細菌性赤痢だったのであろう。食物や水から消化管に感染する食中毒で、高熱、激しい腹痛、下痢、血便が続き、京やその周辺の村で大流行し、多くの子どもが亡くなったという。

冬季になると、高熱と咳が続く咳逆《しはぶき》という一種の流行性感冒がたびたび流行した。インフルエンザであったかもしれない。おびただしい数の死者があり、一〇一一年には時の一条天皇が三二歳でこの「しはぶき」により亡くなったことが平安後期の歴史書『大鏡』に記されている。インフルエンザと同じくウイルス性疾患としては麻疹の流行もたびたび発生した。なお、麻疹を「はしか」と称するようになったのは鎌倉時代になってからのことである。平安時代で記録に残る大流行は歴史書『扶桑略記《ふそうりやつき》』などによると一〇七七年で、白河天皇やその皇后が麻疹に罹患し、多くの皇族や公家が死亡したという。これらの病気は現在ではあらかたの正体がわかっているが、当時はこれに対して、例えば高熱や下痢による脱水に対して十分な水分を与えるなどの医療法は当然のことではあるが考えられていなかったようだ。薬物療法についても抗菌薬などはもちろん存在しないが、漢方薬など当時からあった薬物が使用された記録はない。やはり加持・祈祷という治療法しか医療担当者の頭にはなかったのであろう。

疫病とは少し異質であるが、平安時代に流行した疾患にマラリアがある。マラリアは古来、「瘧疾《ぎやくしつ》」「わらはやみ」あるいは「えやみ」と呼ばれていた。マラリア原虫の感染症で、熱帯地方に多く生息するハマダラ蚊が媒介して感染する。周期的に四〇度にも及ぶ戦慄（体の震え）をともなう高熱が出て、四～五時間続いた後突然平熱に戻るが、三～四日後再び高熱が出るという状態を繰り返す。高熱が出る周期により「三日熱マラリア」「四日熱マラリア」などの種類がある。昔はそのまま放置すると貧血をともない全身衰弱で死亡してしまうという恐ろしい感染症であった。昭和に入ってからでも、太平洋戦争の南方戦線においてマラリアのため多くの兵士が戦病死したことはよく知られている。しかし現在ではキニーネなどの治療薬があり、死に至ることはまずない。古代には、大宝律令の「医疾令」に「瘧疾」の記載があり、当時はごくありふれた、しかし重体に陥る病気であったようだ。平安時代では『源氏物語』に「わらはやみ」に罹った人に加持祈祷で治療したが効果がなかったなどのことが書かれている。皇族では敦良《あつなが》親王、そのほか貴族では九条兼実や藤原定家など多くの有名人が瘧疾に罹った記録がある。なかでも伝説になっている有名人でマラリアのため死亡したと推測される人物は平清盛である。平安時代末期の保元の乱（一一五六年）、平治の乱（一一五九年）で、源義朝を統領とする源氏との戦いに勝利した平家の統領、平清盛であるが、実は白河上皇の落胤だったといわれている。そのため異例の出世を果たし、右大臣、左大臣を飛び越えて従一位・太政大臣に登りつめた。娘の徳子を高倉天皇に嫁が

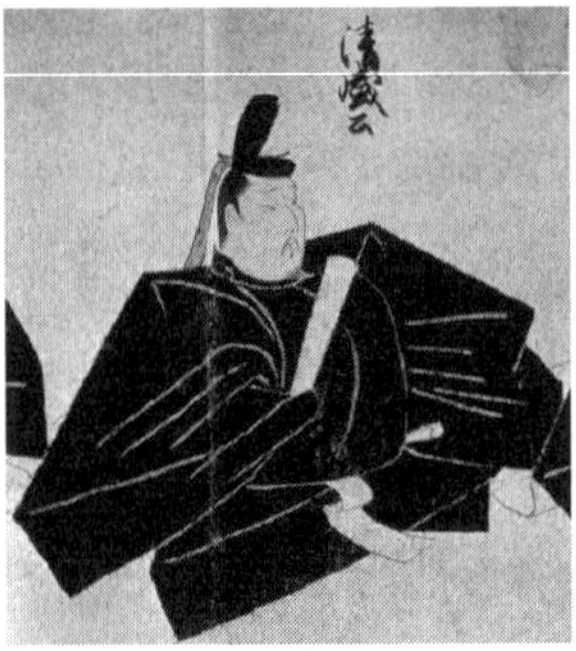

平清盛
「天使摂関御影」
南北朝時代

せ、その子を安徳天皇として皇位につけ権力を誇っていた。しかし一一八一年、頭痛から始まった高熱発作で意識不明となり死亡したと記録されている。直前には身体の熱さは火をたいたようで、比叡山から取り寄せた冷水をかけるとたちまち熱湯になったという。発熱の原因疾患は猩紅熱《しょうこうねつ》だったという説もあるが、マラリアに罹患したのだという説が有力である。

第四章

鎌倉時代

鎌倉

鎌倉幕府を開いた源頼朝

平清盛は生前、後白河法皇を幽閉し、平家の専制政権を築き上げたが、貴族や地方武士たちの平家に対する不満は強く、そのうちでも強大な勢力だったのは源氏の統領にあたる源頼朝であった。平家との争いの平治の乱（一一五九年）で討たれた源義朝の三男で、本来なら一族すべて死罪となるところをまぬがれ伊豆へ流罪となっていた。後白河法皇の第二皇子である以仁王《もちひと》の平家討伐の令旨を受け、妻北条政子の父北条時政らと挙兵した。頼朝の弟源義経の活躍により平家を西国へ追い立て、長門国壇ノ浦の海戦で滅亡させた。この時、ともに海中に没した幼帝安徳天皇とともに天皇家の三種の神器のうち鏡と勾玉《まがたま》および草薙《くさなぎ》の剣も海中に没し、鏡と勾玉は回収されたが剣は見つからず、後に伊勢神宮より奉られたという。

頼朝は平家と違って、都の政治にこだわらず征夷大将軍として東国に鎌倉幕府を開き武家を中心とした国を形成していくが、五三歳で亡くなっている。死因は言い伝えによると相模川橋供養の帰路、落馬したことによるとされているが、吾妻鏡などの歴史書にも正確

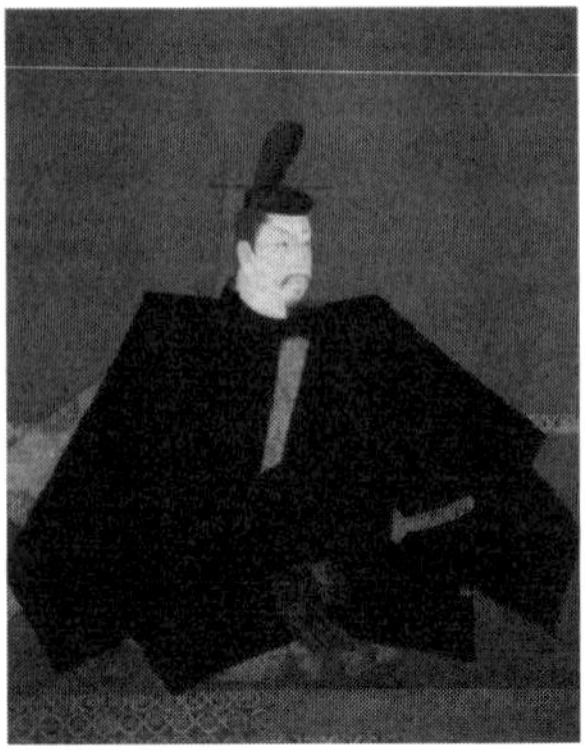

絹本着色伝源頼朝像
最近これは足利直義を描いたものともいわれる。（神護寺蔵）

な情報は書かれていない。もともと武家の統領として担がれて幕府を開いたが、弟源義経や従兄弟の木曽義仲など一族をことごとく死に追いやり真の味方がいなかったこともあり、北条時政に暗殺されたなどともいわれている。しかし落馬が本当だったとすれば、武士が簡単に落馬するものかなど考えると、何らかの原因疾患があったと想像されよう。明治時代の医学史家・富士川游氏は頼朝の死因を脳出血であったとしている。脳出血の症状は比較的早く現れ、手足が麻痺してこれが原因で落馬したのではないかというのである。他方、脳血管疾患のうち脳出血以外に、以前より脳梗塞などがあり、これが原因で軽度の脳血管性認知症を患っていたのではないかとも想像できる。さらに脳梗塞の原因として糖尿病を想定する。関白・近衛実家の日記に「前右大将頼朝卿、飲水に依り重病」という記載があるそうで、平安時代の藤原道長と同じくその当時の「飲水病」すなわち糖尿病の存在を考えるとつじつまが合う。脳血管性あるいは糖尿病性認知症の症状により衝動の抑制ができず、自分の兄弟に対しても懐疑心が強くなり、最終的に源義経や木曽義仲など血縁をすべて殺害していったのではないかとすると、幕府を開く前後の頼朝の行動も理解できるのではないか。

■鎌倉幕府の医療

上述のように源頼朝は生前、平家討伐に最も功績のあった実の弟、源義経を死に追いやっている。

ほとんどひとりで平家を倒した義経は京都で非常に人気があり、後白河法皇は義経を従五位下に叙して検非違使太夫尉《けびいしたゆうのじょう》、通称「判官《ほうがん》」の位を与えた。頼朝はこれらから義経は自分を脅かす存在と信じ込み、鎌倉入りを許さなかった。義経は、平泉中尊寺を建立し大勢力であった藤原秀衡《ひでひら》を頼って奥州に逃れる。その際、頼朝はこれを追い立て、秀衡の死後、義経だけではなく奥州藤原一族ごと討伐してしまった。その際、源頼朝は全国の行政、軍事権を持つ総追捕使《そうついぶし》という位を朝廷から貰い受け、平安時代からの国司に代わって守護・地頭を置くことにより、全国を自分の直属の部下である御家人で占める体制を作った。日本全国を初めてひとりの力で統一したのである。これが一一九二年、源頼朝が征夷大将軍となり鎌倉幕府を開いた始まりである。

しかし鎌倉幕府は軍事的な面で全国を統率する体制を作ったが、医療体制の確立までには及ばなかった。要人が病気に陥ると京都から官医を招き入れ、治療にあたらせるようなことが続いた。生前の源頼朝は激しい歯痛に悩まされており、盛んに加持祈祷を行って歯痛の治癒を祈願させていた。しかし歯痛は当然のごとく全く治まらず、飛脚を飛ばして京都から典薬頭丹波頼基から薬をもらっていたという。

頼朝の死後、娘の乙姫が病に倒れたときも、母親の北条政子は快復祈願の加持祈祷を行ったが、容態ははかばかしくなかった。そこで当時、最高の名医とされていた丹波時長を京都から呼ぶことにした。しかし丹波時長はなかなか鎌倉の招聘に応じようとしない。京都の御家人を通じて朝廷から圧力をかけるなどして、ようやく鎌倉入りした時長は乙姫を診察し、朱砂丸《しゅしゃがん》という漢方を処方した。これに対して北条家から金二十両が与えられたが、京都ではこのような破格の褒賞はなかったという。乙姫はやがて少し快方に向かったが一カ月後様態は再び悪化し、時長はこれを「凶症であり、とても人力の届くところではない」と診断し、京都に帰ってしまった。時長が鎌倉を発った四日後、乙姫は息をひきとった。当時では、医師は「人力の届くところではない」と診断すると、最後まで診療を尽くすことはなく、後は加持祈祷に任せるのが通常のことだったようである。

鎌倉時代の仏教医学

鎌倉時代以前から、医学・医療に関わる僧医は多く見られたが、奈良時代の鑑真和上のように詳細な医学的知識を持った僧は多くはなかった。鎌倉時代に入ると医療の専門知識を持つ僧医が多く出現し、貴族から庶民まで幅広く医療に関わるようになった。

仏教自体は平安末期から鎌倉にかけて大きな変革がみられた。朝廷や貴族を中心とした仏教ではなく、広く武士や庶民に浸透していった浄土思想を背景とした新しい宗派として、法然が開いた浄土宗、親鸞の浄土真宗、一遍による時宗、日蓮による法華宗がある。さらにインド、中国から伝来した禅宗では、栄西により臨済宗、および道元により曹洞宗が広められてきた。これらは鎌倉時代に新たに成立した新宗派であり、鎌倉新仏教と呼ばれている。

これら新宗派の開祖のうち、特に臨済宗を広めた栄西は、一一六八年と一一八七年の二度、中国の宋に渡り、禅を修得するとともに、医療としての茶の効用や薬用効果を学んできた。帰国後、鎌倉、京都から九州までも禅宗の布教をしたが、これとともに医療として茶の薬用効果を広めた。一二一一年、後鳥羽上皇の下命によりこの茶の効用を記した『喫茶養生記』を撰述して献上している。一二一四年、鎌倉幕府の第三代将軍、源実朝が体調不良で栄西に加持を求めたとき、栄西はこれを二日酔いと判断して茶を献上し病状を快復させたことが『吾妻鏡』に記されている。

『喫茶養生記』は上下二巻からなり、序文に「茶は養生の仙薬であり、延命の妙術」であることが書かれている。養生の根源は、人体のうち肝、心、肺、腎、脾の五臓であり、それぞれ肝は酸味が、心は苦味が、肺は辛味が、腎は鹹味《しおみ》が、そして脾は甘味がそれぞれ適した味であり、これらの味を持つ食物を調和よく摂ることが重要であるとしている。これらのうち日本人は苦味を摂りたがらないので、心臓が弱り若死にする、したがって茶によりこれを補充することが大切なことである、ということが述べられている。

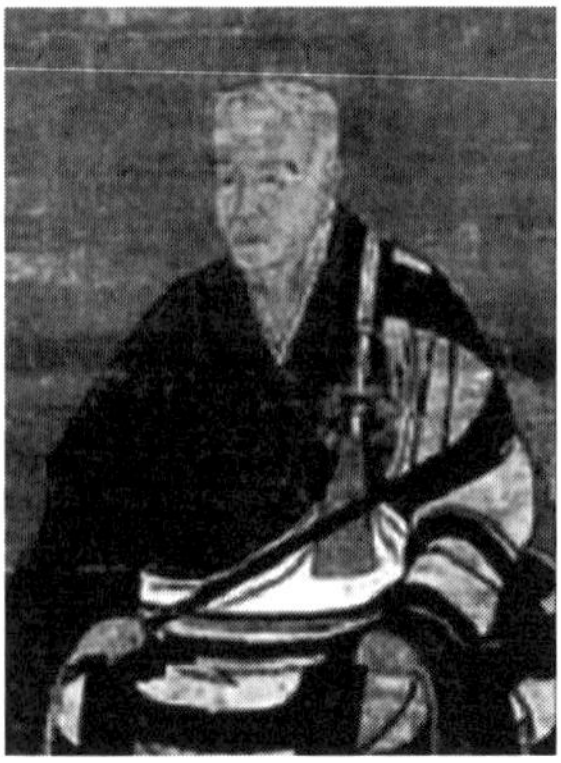

栄西
臨済宗を広めるとともに
『喫茶養生記』を著した。

梶原性全の『頓医抄』

現存する日本最古の医書、丹波康頼の『医心方』は漢文で記されているが、鎌倉時代になると僧医でありながら、より民間に近い立場で仮名まじりの文章で著された医学全書が著された。梶原性全《かじわらしょうぜん》による『頓医抄《とんいしょう》』である。

梶原性全の生涯については記録も少なく詳細は不明だが、鎌倉の梶原郷に武家の子として生まれ、京で仏典を学び僧医として医術を修めるとともに、代々典薬頭を務める丹波氏や和気氏などからも医学を学んだ。そして庶民を対象として医業を行いながら、四〇歳になって日本で最初の仮名まじりの医学全書『頓医抄』を著した。そのころの医業は、むやみに他者に教授するものではなく、秘法として一族だけで保有するものという風潮があった。医業による利潤追求に走るばかりの医師たちが多くなったことを嘆き、人を救う医業を広く普及させたいという思いが性全にはあったのである。

『頓医抄』は、古来の医学的知識を踏襲しつつ、新しく中国の宋からもたらされた医書を深く研究し、最新医学の集大成として著された当時の最新医学の集大成と考えられるものである。五〇巻からなり、疾病およびその予防のための養生についてのことや、医療の倫理についてまで幅広い事柄が詳細に述べられている。それまでの医書と異なり、中国からの原典をそのまま引用するのではなく、性全自身の言葉として書かれていることや、日本の医書として初めて人体解剖図が記載されている特徴がある。それぞれの巻末には、「病気の人を目の当たりにしてから医書を調べるのではだめで、普段から読んで理解しやすいように」、あるいは「広く人々を救済するために秘伝をすべて公開して誰もが理解しやすいように仮名書きにした」と述べられている。

彼はまた五〇歳になって、もうひとつの医書『万安方《まんあんぽう》』を著した。こちらは漢文で書かれた六二巻であり、我が子の冬景やその子孫のために残したと記されている。そしてこの書は我が子のためだけのものであって、決して他人に見せてはならないとも記されている。『頓医抄』には「広く秘伝を公開する」と述べていることとは正反対で少し奇異に思われるが、酒井シズ氏は、「我が子を思う親の情けには勝てなかったのだろうか」と述べている。

「尼将軍」北条政子

平家を討伐し鎌倉幕府を開いた源頼朝の妻、北条政子は伊豆の豪族、北条時政の長女で、平家により伊豆へ流されていた源頼朝の監視役であったが、時政が上京中に頼朝と恋仲になったとされている。頼朝亡き後、征夷大将軍となった嫡男の源頼家、次男の源実朝が相次いで暗殺され、北条時政が執権となり京の摂関家や皇族から招き入れた幼い傀儡《かいらい》将軍の後見人となって幕政を握るという執権政治に移っていき、摂関家の藤原頼経を第四代征夷大将軍として鎌倉へ迎え入れる。しかしその頼経はまだ二歳の幼児であり、主人の源頼朝の死後、出家していた政子は、将軍の実質的な後見人として将軍職の代行をすることとなり「尼将軍」と呼ばれるようになった。よく歴史物語に出てくる有名な話として、皇権の回復をもくろむ後鳥羽上皇が、承久三年（一二二一年）、時の執権北条義時追討の院宣を出したが、これに動揺した鎌倉の御家人に対して北条政子は「故右大将（頼朝）の恩は山よりも高く、海よりも深い」という声明を発表して御家人の動揺を収めた。

鎌倉初期を動かした中心人物の北条政子について、鎌倉幕府をまとめ上げた賢婦人であったと評価される一方、その激しい気性から病的といえるほどの異常性格者であった可能性も指摘されている。実子の第二代、第三代将軍の暗殺に直接ではないにしろ関わったことや、幕府の実権を実質的に源氏から奪い取り平然としていたことなどからも明らかだという。

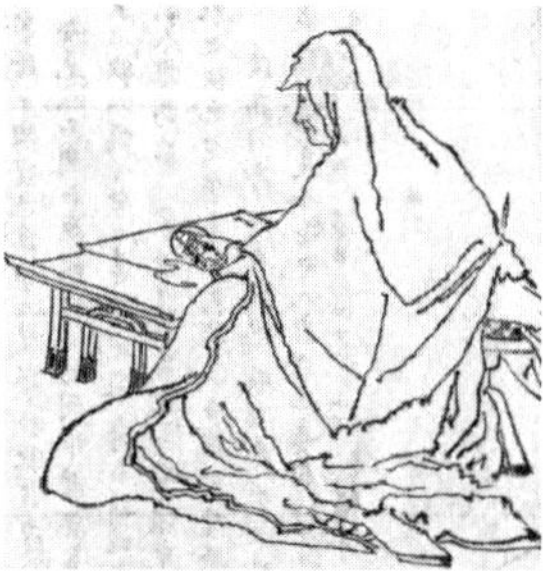

北条政子
菊池容斎・画
明治時代

北条政子の晩年は、異常気象が原因で農業においては凶作が続き、疫病の流行が絶えなかった。平安時代に比べて一三世紀の鎌倉時代は急に気温が下降した時代だったようだ。北条政子は亡くなる直前、なんらかの疫病に罹患した。その疫病が何であったかは明らかではないが、興味深いのはその時の治療体制である。主治医は僧医の行蓮という人物であったが、さらに陰陽師六人が加わっており、医療体制の統一性に欠けていたのではないかと想像できる。例えば新築なった新御所へ北条政子を移そうとしても、行蓮と陰陽師の意見が食い違いなかなか実行できなかったという。現在でいうと「チーム医療」が全く実践されていなかったということになるのであろう。

元寇を退けた北条時宗

一〇世紀頃から中国大陸北方の遊牧狩猟民族の活動が活発になってきた。中でもモンゴル民族は一二〇六年、チンギス・カンが帝位に就き中央アジアからインド北西部、南ロシアにまたがる広大なモンゴル帝国を築き上げた。チンギス・カンの孫にあたるクビライ・カンは首都を大都（北京）に移し、国号を中華民族の伝統にならって元とした。そしてさらなる勢力拡大をもくろみ日本を征服する計画に至り一二六八年、朝鮮の高麗を介して国書を日本に送り朝貢を求めてきたのである。

これに対応したのが鎌倉幕府において一八歳の若さで第八代の執権に就任した北条時宗である。彼は朝廷の意向に背き元の要求を拒否することを決め、返書を送らず使者を追い返してしまった。国書の内容が無礼で強迫的だったというのである。翌年再び国書が届けられたが、時宗はこれも拒絶し九州地方で防衛を厳重にすることを指示する。二度の要求を拒否されたクビライは一二七四年、日本攻撃の命令を下し、「文永の役」（元寇）が始まった。およそ四万人の元軍は対馬、壱岐を制圧し博多湾から日本に上陸してきた。迎え撃つ日本軍およそ五千人はよく戦ったが、それまで日本の戦い方であった一騎打ちではなく集団で攻撃してくる元軍の戦法に戸惑い、太宰府近くの水城《みずき》まで退却した。元軍は日没とともに船に引き返したのだが、その夜突然発生した暴風雨で多くの船が沈んでしまったこともあり、元軍は風雨の中を退却していった。当時から人々はこれを「神風」と呼んだのである。

元が再び攻めてくることはわかっていたので、時宗は全国の御家人に呼びかけて博多の守りを固め、また元軍の戦法がわかったので海岸に石垣を築かせ防塁を作った。クビライは一二八一年、今度は一〇数万の大軍で博多を攻撃してきた。これが「弘安の役」である。堅固な防塁と日本軍の果敢な戦いにより、元軍は優勢ながら海上に長期間、留まらざるをえなかった。そして再び「神風」が吹いた。元軍で生還できたのはわずか二割だったという。

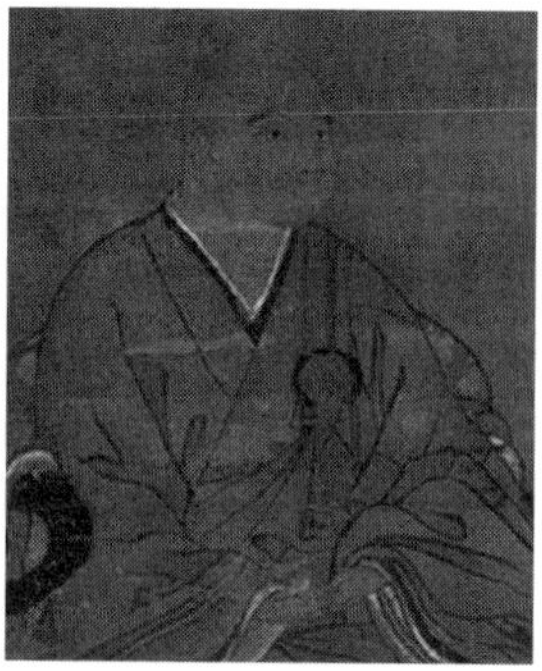

北条時宗
別人という説もある。（万願寺蔵）

日本国始まって以来の国難は「神風」によって退けられたことばかり強調されている。しかし元軍に対して最高責任者として堅固な防塁などの守りを固め、作戦を指示した二〇歳そこその若年であった北条時宗の功績は絶大なものであった。さらに以前より倹約に努め、いざという時のために蓄えをしてきた北条家の精神がこれに対応できたのだとされている。

しかし国難が去って執権北条家を中心とする鎌倉幕府の土台が揺らいでくることになった。新しい領土を得る戦ではなかったため、勇敢に戦った鎌倉武士たちに戦勝の恩賞を分け与えることは、今までの蓄えを戦に使い果たした北条家にはできなかった。都の朝廷や公家たちも武士たちの活躍を評価せずただ「神風」が国を守ったとの一点張りであった。その中、時宗は満三二歳の若さで病死してしまった。北条時宗は元寇から国を守るために生まれてきたような英雄だったといえる。死因は結核とも心臓病ともいわれている。

北条時宗の死因について、図に示す肖像画が本人のもので間違いがないと仮定すると、結核で死亡した可能性は低いと思われる。進行した肺結核では肖像画のようにふっくらと太った人が直後に死に至るとは考えにくい。逆に糖尿病などの体質があり、精神的ストレスで食事が不規則になり糖尿病の悪化が心臓血管系の疾患を進行させたのではないかと考えるのが自然だと思われる。北条家嫡流を得宗家というが、歴代執権のうち得宗家出身の人物は時宗の父親である時頼をはじめとして若くして死亡している場合が多くみられる。糖尿病あるいは心臓の異常を起こす何らかの遺伝的素因があり、それが死因につながったのではなかろうか。

第五章

室町時代

室町

■鎌倉幕府に終止符を打った足利尊氏

日本国最初の国難「元寇」を退けた鎌倉幕府は、その後衰退が目立つようになってきた。この機に政治の中心を朝廷に取り戻そうと立ち上がったのが後醍醐天皇である。一度は倒幕計画が幕府に知れ、隠岐に流されたりもしたが、最終的に幕府方で源氏の名門であった足利尊氏や、尊氏と同族の新田義貞らの離反があり一三三三年、鎌倉幕府は滅亡し朝廷による「建武の新政（建武の中興）」が始まった。しかしこの建武の新政も政権樹立後の恩賞が恣意的で、後醍醐天皇の独善によって行われたことがあり、武士たちの不満が高まってきた。例えば足利尊氏は第一功労者として顕彰され、新田義貞もその功績が評価されたが、建武の新政で第一の立役者ともいうべき河内の楠木正成などは正当な恩賞を受けることはなかった。新政府に失望した武士達は次第に幕府を懐かしみ、自分たちの権益を確保してくれる統領を求めるようになったのである。鎌倉幕府は滅びたものの、北条氏の勢力は残存しており、北条高時の遺児時行は再興の兵を挙げ鎌倉を奪還した。尊氏は朝廷の命令を無視して自ら兵を率いて北条軍を打ち破り、鎌倉を占拠し独断の執務を行うようになる。これに対して朝廷は新田義貞を大将として尊氏追討を命じ、一時尊氏は九州まで落ち延びることになってしまった。天皇を担いでいなければいずれは敗れることを悟った尊氏は、後醍醐天皇に皇位を廃され不遇だった光厳上皇から院宣《いんぜん》を貰い、これまで賊軍だった尊氏軍は新たに官軍となったのである。これを契機に東へ軍を進めた尊氏は、新田義貞と楠木正成との連合軍を打ち破り京都に入り、光厳上皇の弟君を光明天皇として擁立した。そして征夷大将軍に任ぜられ、京都にて幕府を再興することになる。一方、京都を追われた後醍醐天皇は退位せず吉野に朝廷を遷したため、二朝が存在する南北朝時代が始まったのであった。

ところで足利尊氏は大将として勇猛果敢に戦をすすめる一方、気の弱さや決断力の不足があったといわれる。このことから推察すると「躁うつ気質、特に躁状態が有意な人だったと思われる」と『日本の歴史〈9〉南北朝の動乱』（中公文庫）の著者佐藤進一氏は述べている。さらに歴代の足利家当主には異常性格の素因があったようで、父の足利貞氏は晩年に発狂したとか、祖父の足利家時は天下を取れないことを嘆いて自害したなどといわれ、尊氏の子孫でも曾孫の足利義教をはじめとして異常性格と思われる足利将軍を輩出している。少なくとも尊氏の二面的な性格は、後醍醐天皇との関係からも明らかで、従順な部下であったものが突然反旗を翻した後また和睦するような、天下を取る英雄というには相応しくない行動が多かったと考えられる。そもそも南北朝という対立を引き起こしたのも尊氏の優柔不断な性格からではなかったかと清水克行氏

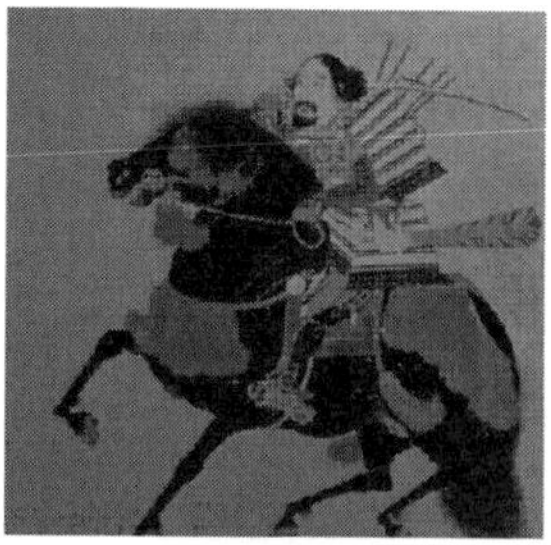

騎馬武者像

これまで伝足利尊氏像とされていたが、近年は足利尊氏の執事であった高師直《こうのもろなお》像であるという。（京都国立博物館所蔵）

はその著書『人をあるく：足利尊氏と関東』（中央公論社）の中で述べている。
尊氏の死因は、背中にできた「癰《よう》」とされている。癰とは、おできのようなもので皮膚の細菌感染症である。その感染原因はうっかり毒虫に刺されたとか戦での刀傷の痕などといわれている。

■室町時代における医療の特徴

足利尊氏により開かれた室町幕府は、第三代将軍、足利義満の時代になってようやく安定したものとなった。南北朝が統一され、京都の北小路室町に「花の御所」と呼ばれる優雅な御殿が造られた。以後、幕府管領《かんれい》の細川勝元と幕府侍所頭人《さむらいどころとうにん》の山名宗全ら有力守護大名が全国的に争った応仁の乱が勃発して戦国時代になるまでの約一〇〇年間を室町時代と呼ぶ。

室町時代における医療の特徴は、古代からの典薬寮を頂点とした医療制度は全く形骸化し、武家や仏僧から医術を習得した者たちが医療の中心となったことである。この傾向を助長したのは、室町幕府では良医を民間も含めて広く選抜して幕府の医師に任命し厚遇したことである。かつて鎌倉時代には良医を朝廷から礼を尽くして鎌倉まで迎えていたが、室町幕府は幕府内に専属の医療団を形成させたのである。このことにより医療者への志望者が増え、必然的に医療者の層も厚いものになった。

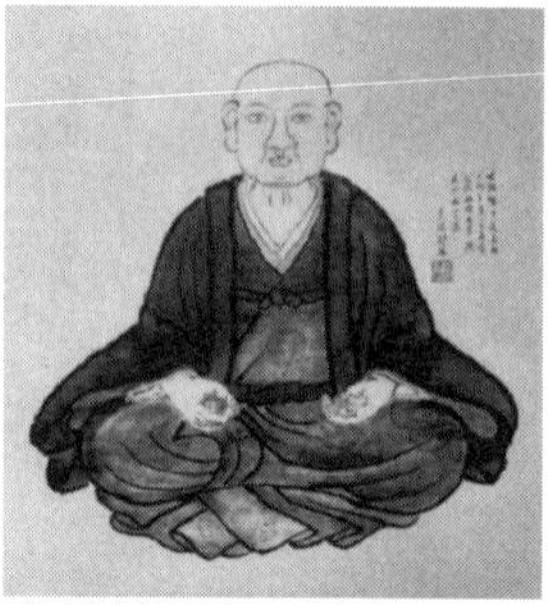

田代三喜
「医家先哲肖像集」

さらに特徴的なことは、民間人から医学を学ぶため、大陸の明に留学して明医学を修得した人たちが一派を形成するようになったことである。当時の明医学は、李東垣《りとうえん》や朱丹渓《しゅたんけい》といった人たちが古代からの中国医学を踏襲しつつ新しい考え方のもとに医術を展開し、「李朱《りしゅ》医学」などと呼ばれている。武蔵国で代々医業を為していた家に生まれた田代三喜《たしろさんき》は、明に一二年間にわたり留学し、この李朱医学を学んできた。その直弟子の曲直瀬道三《まなせどうさん》は京都で医師として名をあげ、医学教育者として李朱医学を全国に普及させたのであった。このことにより田代三喜の学んできた李朱医学は、日本の医学において主流を占め、後に「後世派《ごせいは》」と呼ばれるようになった。江戸時代中期になって、後世派に対する批判的勢力として「古方派《こほうは》」と呼ばれる漢方医学の学派が台頭するようになる。

時宗《じしゅう》の僧と金創医《きんそうい》

時宗は鎌倉時代に一遍上人が開いた仏教宗派である。法然上人の浄土宗、親鸞上人の浄土真宗とともに阿弥陀仏を信仰の対象とし、念仏を唱えることを旨とすることから念仏三宗と呼ばれる。その中でも、一遍上人の時宗は、人々の努力や信心の有無にかかわらず「南無阿弥陀仏」の名号を唱えれば誰でも極楽往生できるとしたことから広く普及し、室町時代の初期に最盛期を迎えた。室町文化の中で、例えば能楽の観阿弥《かんあみ》、世阿弥《ぜあみ》など某阿弥という名前がしばしば登場するが、この人たちは茶道、花道、書画など文学・芸術の分野に偉大な足跡を残す。彼らの中で医学の知識を身につけた者も多く現われ、時宗の僧医となっていったのであった。

鎌倉後期、南北朝時代、さらに次の世代の戦国時代と、戦乱の続く中で、武士たちに近づいた時宗の僧が、戦場で戦死した者を弔ううちに、戦傷者の手当ても行うようになり医術を心得る者が出現してきたと考えられている。また時宗は寺を設けず、放浪しながら布教することを宗旨としていたために、放浪生活を余儀なくされた人たちがその群に加わり、皆、時宗に帰依したのである。

そして時宗の僧の中から金創医が現れてきたといわれる。金創医とは刀剣などの金属製武器による切傷を手当てする外科医のことで、その多くが室町、戦国時代以降に現れてきたものである。権大外記《ごんのだいげき》中原康富の日記『康富記』に、後花園《ごはなぞの》天皇の背中に腫物ができた時の治療の様子が書かれている。天皇の腫物を、『医心方』を著した丹波康頼の子孫で代々医家を継ぐ丹波頼豊をはじめ内科医師たちは、とても自分たちの手に負えないという。一方、腫物医師久阿の勧めで管領畠山尾張守持国のお抱え医師だった下郷という人物に診察させたところ、下郷はそれをみて針をするより他に方法はないと言った。しかし天皇の身体に針をするのはどうかと協議した結果、最終的に下郷に針をさせたという記事があるという。つまり腫物医師久阿は時宗の僧医で、彼らの中から金創医、つまり外科の専門医が生まれてきたということである。

時宗の僧で、室町将軍の侍医になった人物に昌阿弥がいる。昌阿弥に対する二代将軍足利義詮《よしあきら》の信任は厚く、義詮が死の床にあっても、昌阿弥以外の者の診察は拒んだままで亡くなったといわれる。また称光天皇の病気治療にあたったという寿阿弥の名前が、伏見宮貞成《さだふさ》親王の日記『看聞御記《かんもんぎょき》』にしばしば登場する。

■南蛮医学の伝道者アルメイダ

日本に渡来した西洋人は、一五四三年、種子島に到着したポルトガル人が最初で鉄砲伝来はこの時とされている。その六年後、一五四九年フランシスコ・ザビエルがキリスト教布教のため来日したことは日本史上有名な事柄であるが、医学・医療の歴史で重要な事柄として初めて南蛮医学を伝えたのはルイス・デ・アルメイダである。南蛮あるいは南蛮人とは一六世紀に日本と交易したスペイン、ポルトガルとその国の人々のことをさす。

アルメイダはポルトガルのリスボンに生まれ、ポルトガルの外科医の免許を取得した。その後、

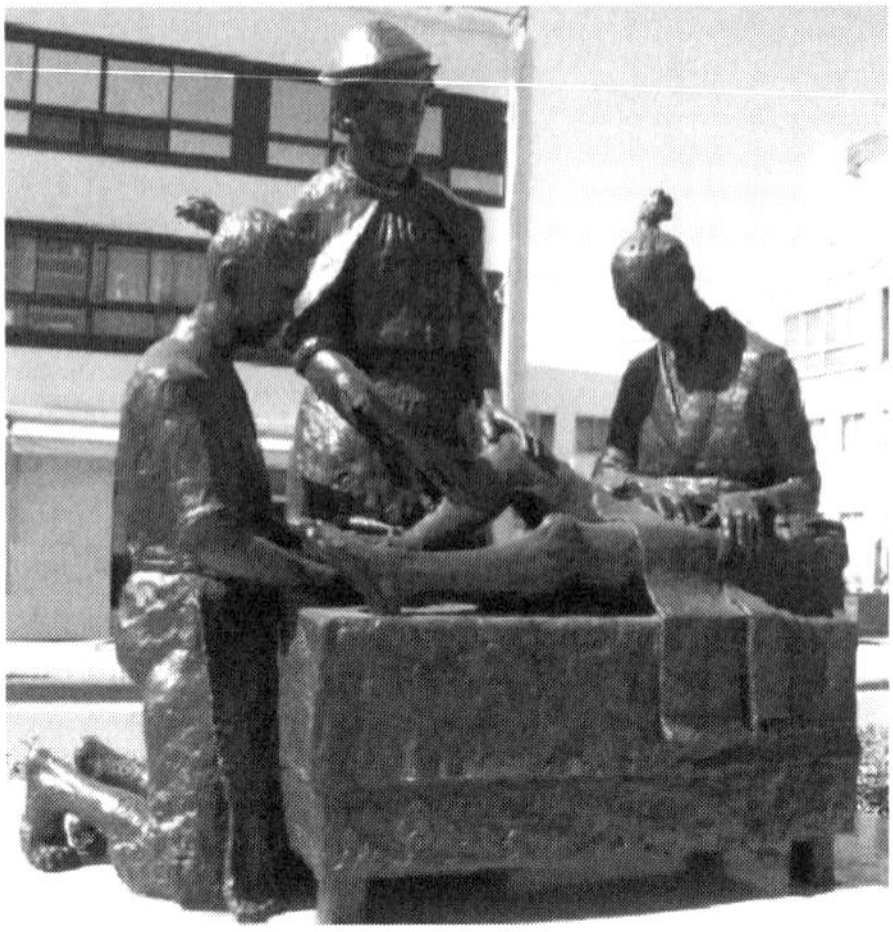

傷病者の処置をするアルメイダ
大分市の西洋医術発祥記念像（著者撮影）

貿易商としてインドへ渡航したり、イエズス会に入会しキリスト教の布教活動をしたりしていた。一五五二年、初めて日本へ来た時も貿易商としてのものであったが、日本の地でイエズス会と再びめぐり逢い、貿易で得た利益を資金として布教活動に専念していた。その後、キリスト教の精神に則って人々を救済するには医療活動が必要不可欠ということで、初めに豊後（現在の大分市）府内《ふない》に乳児院を開いた。乳牛二頭と乳母ひとりをおいて、孤児を収容し診療したのであるが、次第にその噂が広まり治療を求めて多くの人々が集まってくるようになった。そして豊後府内病院と呼ばれる日本で最初の西洋式病院を開設したのである。この敷地はキリスト教の布教を奨めていた豊後のキリシタン大名であった大友宗麟が宣教師に与えたものだったが、内科系病棟、外科系病棟を有し、かなり規模の大きなものだったという。またここでは多くの日本人に西洋式医術を教授していた。

日本人の後継者が育ってきたことと、イエズス会の本部から医療事業禁止が通達されたこともあり、アルメイダは医療から身を引き日本各地で布教活動を行うようになった。時には求めに応じて医療をすることもあったが、最終的に天草で亡くなった。時代が少し下って一六世紀末、豊臣秀吉のバテレン追放令の後は、西洋医学というとアルメイダが伝えた南蛮医学ではなく、江戸時代の鎖国中も交易のあったオランダ医学に代わっていったのであった。

■武田信玄と上杉謙信

織田信長、豊臣秀吉の天下統一までしばらく続いた戦国時代の武将たちは、戦で命を落とすこともあれば、何らかの急性〜慢性疾患が原因で病死することも少なくはなかった。

有名なものとして、甲斐の武田信玄の病死がある。越後の上杉謙信と五度にわたって北信濃の川中島で戦ったが、最終的に信濃をほぼ制圧し駿河の一部なども手中に収めた。そして天下統一のため大軍を率いて上京を始め、三方ヶ原の戦いで織田信長、徳川家康連合軍に勝利し、入京直前のころから喀血するようになった。武田軍は甲斐に撤退していったが信玄は三河街道で病没した。遺

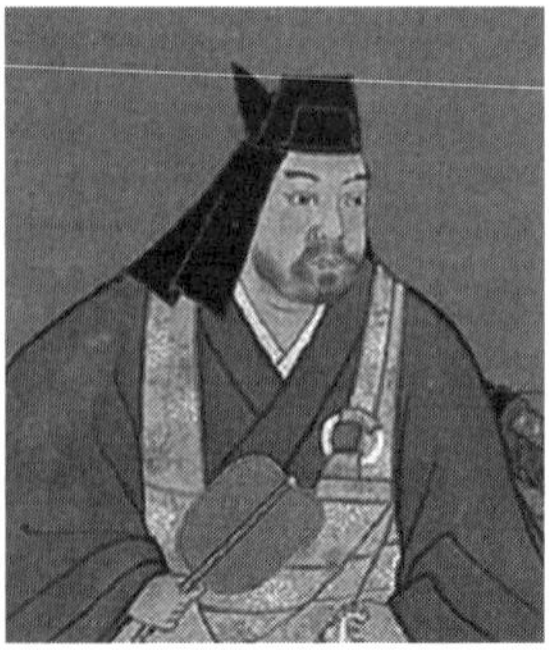

上杉謙信
上杉神社蔵

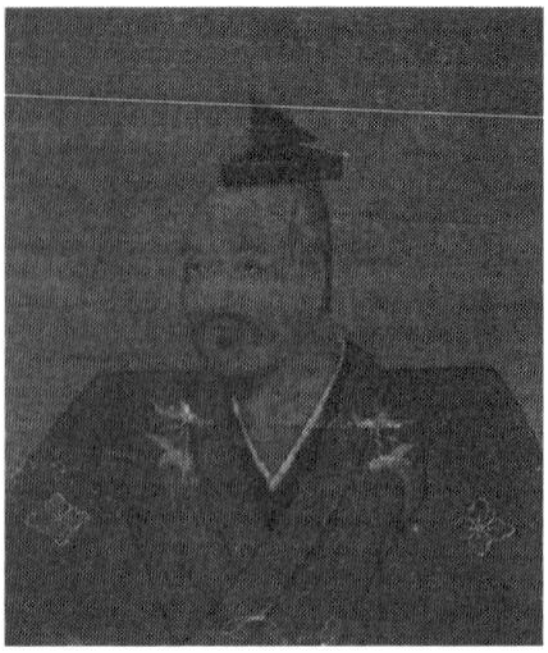

武田信玄
高野山持明院蔵

言で死後三年間は秘匿するように言われていたことから、影武者という物語が生まれた。死因は喀血を繰り返していたことから、肺結核など呼吸器疾患が疑われるという話がよく見られるが、実は食道ガンあるいは胃ガンではなかったのかと考えられる。信玄の戦術を記した『甲陽軍艦』に胃ガン説を裏付ける記述があるという。そうすると、「喀血」を繰り返したというのは誤りで、実は「吐血」ではないかと思われる。同じように血を吐くことであるが、肺や気管などの呼吸器からの出血を「喀血」といい、食道・胃からの出血は「吐血」と呼ぶのが正確だからである。

武田信玄のライバル、上杉謙信も居城である春日山城内で死去したのだが、享年四八歳で病死が強く疑われ、死因は脳出血であったようだ。ドラマなどで謙信は若い頃は曹洞宗を、晩年には真言宗を崇拝する清廉潔白な人物として描かれていることが多いが、実は大酒飲みで、それもタンパク質をほとんど摂らず塩や梅干などを酒の肴にするというような典型的な乱れた食習慣であったという。米沢の上杉神社には謙信愛用の大盃が残されている。また若い頃から体に腫れ物ができたり、周期的に高熱を出すマラリアと思われるような病気にも罹患している。武術や戦略に優れた武将であっても、こと健康管理に関する考え方は現在では考えられないような未熟なものであった。しかし下克上の戦国時代を生き抜くことは精神的ストレスもかなりのものであり、酒に没れることもある意味で仕方がないことだったのであろう。

第六章

安土桃山時代

安土桃山

日本医学中興の祖 曲直瀬《まなせ》道三《どうさん》

李朱医学を広めた曲直瀬道三は、その医療者、医療教育者として日本医学中興の祖と呼ばれている。道三は幼少時に仏門に入っていたが、関東で足利学校にて修学中、中国から李朱医学を学んで帰国した田代三喜に学び、京都で還俗して医業を専門とするようになった。室町幕府の足利義輝の病を治し、以後、細川晴元、松永久秀、三好長慶などの重臣からも重用され、さらに織田信長が天下を取った後も多くの戦国武将と交友関係をもったという。また後進を指導するため啓迪院《けいてきいん》という医学校を開設したのだが、その門弟は八〇〇人とも三、〇〇〇人ともいわれる。よく弟子の面倒をよくみたが、各々の弟子の能力に応じた合理的な指導をしたと伝えられる。

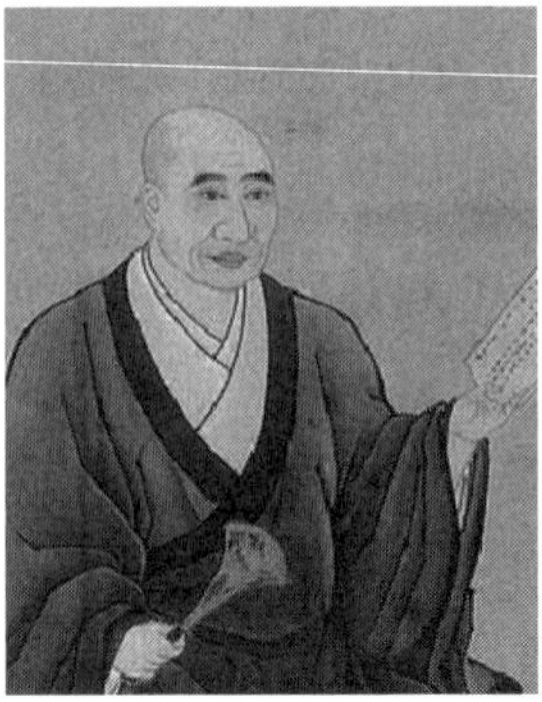

曲直瀬道三
杏雨書屋蔵

道三はまた多くの医学書を著したが、なかでも『啓迪集《けいてきしゅう》』八巻は彼の代表作である。その内容は内科、小児科、薬物、鍼灸、養生など多岐にわたり、その根拠として中国の医書六四部を引用している。この『啓迪集』は正親町《おおぎまち》天皇に献上され、道三は翠竹院《すいちくいん》の院号を下賜された。

毛利元就の病を治療するため出雲へ出向いた際には、元就に家門繁栄の方策について意見を述べるなど多くの大名と親交があり、また茶人としても有名でこれまでに例を見ないスケールの大きな医師であったといわれている。

■『医学天正記』

曲直瀬道三に始まる道三流医学を体系化させたのが、曲直瀬玄朔《まなせげんさく》である。道三の妹の子として京都に生まれたが、幼くして道三の養子となり道三に導かれて高い医学的技量を身につけていった。

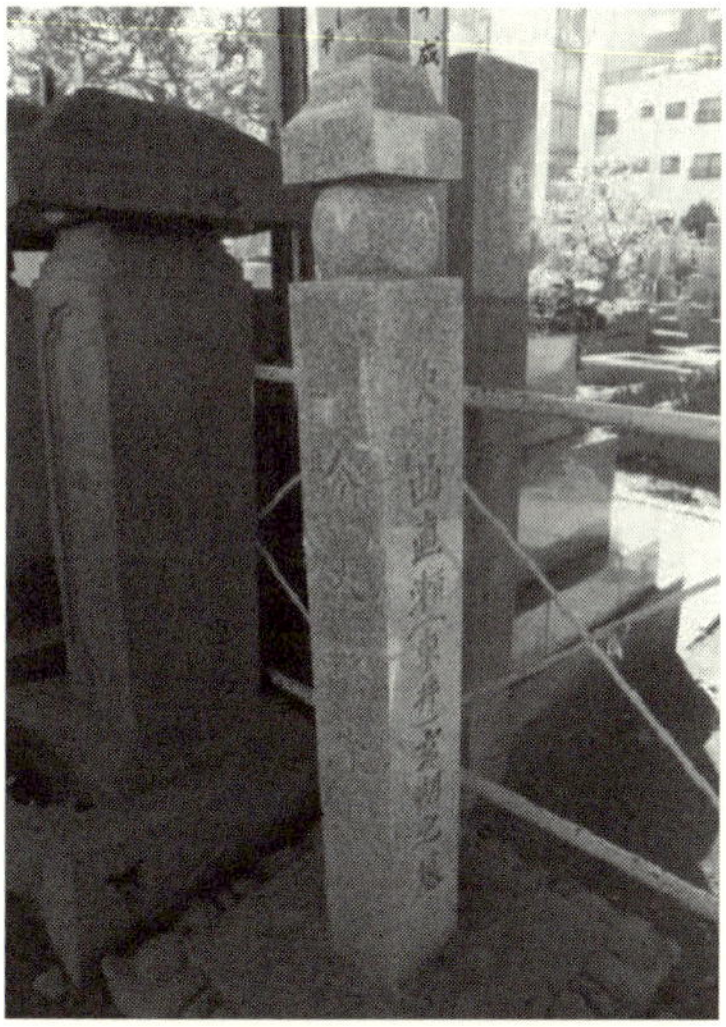

曲直瀬流一門医師の墓
東京都渋谷区広尾の臨済宗祥雲寺
（著者撮影）

豊臣秀吉による朝鮮出兵にも従い、秀吉の弟、関白豊臣秀次の喘息を治療したことから秀次の侍医となったのである。しかし秀次が謀反の疑いで切腹させられた時、玄朔も連座で常陸国へ流罪となってしまった。この挫折経験がその後の彼にさらに医師としてあらゆる患者を診療することが重要だという深い理念を修得させることにつながった。四年後許されて京に戻り、一六〇八年には二代徳川将軍秀忠の病を治療するため江戸に招かれた後、八三歳で没するまで京と江戸の両方で活躍していた。

曲直瀬玄朔が二八歳の時から三〇年間にわたり診療をした三四五症例を記録したのが『医学天正記』である。これには病気の種類ごとに分類して診療にまつわる情報や処方内容を記載してある。例えば正親町天皇の病気を診療しているが、玄朔が診療するまでに竹田定加法印が診察し「傷寒《しょうかん》」と診断、次いで半井通仙が「中風《ちゅうぶ》」と診断。最後に曲直瀬玄朔が「中風」との診断を下し通仙散の処方により治癒したという記録がある。「傷寒」は重症の感染症であり、「中風」は脳血管障害に伴う片麻痺などの症状を指すこともあるが、この場合は発熱を伴う風邪の類を意味するものと思われる。いずれにしろ玄朔が正しい診断を下したことや、その当時、天皇の病気にあたっては竹田、半井という古くからの名門医家が次々と診療にあたった様子がうかがわれる。

『医学天正記』には、正親町天皇、後陽成天皇を始め、織田信長、豊臣秀吉、毛利輝元、徳川家康、徳川秀忠など天皇、大名のほか一般町民まで幅広い診療が記録されている。当時の医療情勢のほか歴史的資料としても貴重なものであるといわれている。

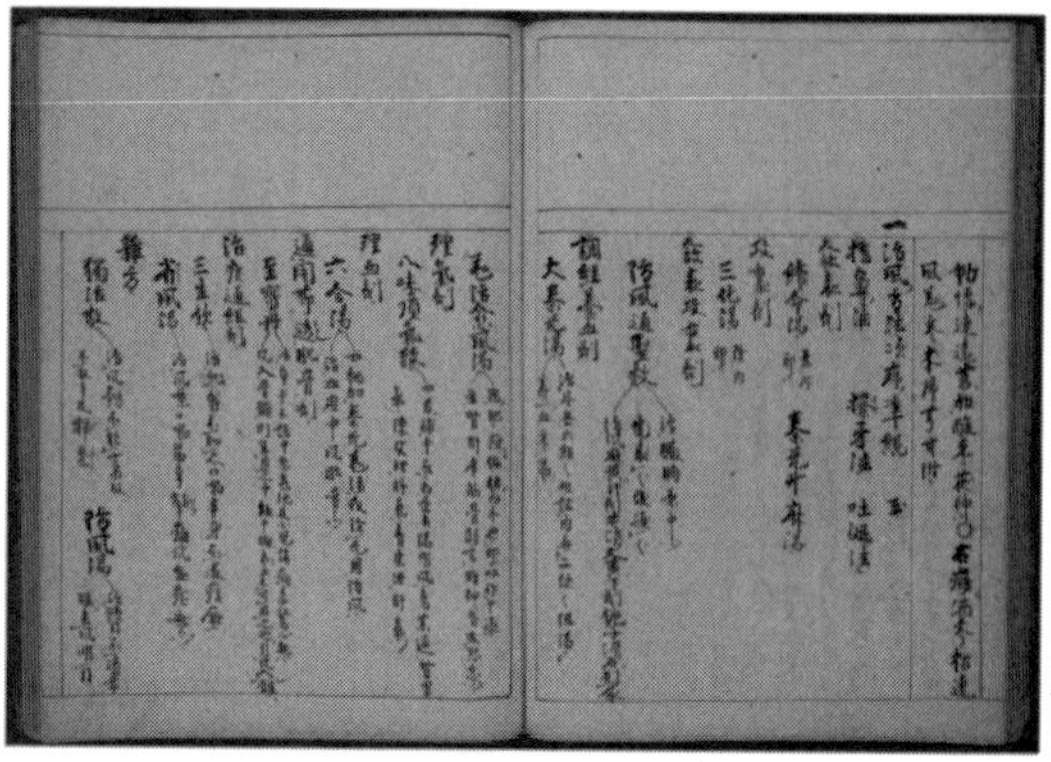

『察証辨治啓迪集（外題：啓迪集）』の写本
東京大学附属図書館所蔵

キリスト教と医療

一五四九年イエズス会のフランシスコ・ザビエルが鹿児島に到着し、大友宗麟などの大名の保護を受けキリスト教布教を始めた。しかし仏教徒の反対や宣教師の不足などでなかなか京都まで布教は進まなかった。ザビエルが帰国したあとポルトガル人宣教師が九州を中心にして布教活動に努め、やがて織田信長が足利義昭を室町幕府の第一五代将軍として迎え入れ入洛した翌年の一五六九年、信長はポルトガル人宣教師と初めて面会した。そして宣教師が京都に在居し布教活動を行うことが許され、さらに一五七五年になって宣教師たちの希望にまかせて京都の四条坊門に南蛮寺が建立されたのであった。史料によると南蛮寺では大規模な医療が行われたそうである。

宣教師たちは、キリスト教布教とともに、慈善事業として一般の医療活動とともに救ライ活動を展開して

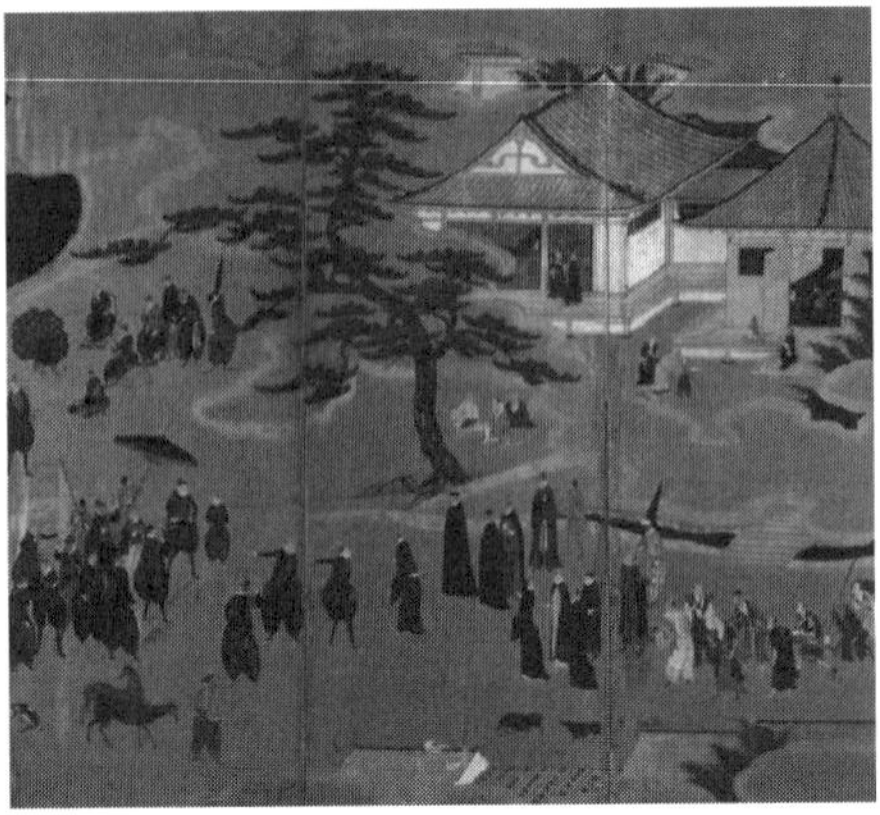

南蛮屏風
リスボン美術館蔵

いた。ライはハンセン病のことで、ライ菌の感染症である。皮膚症状や末梢神経障害があり、伝染性の不治の病という誤った考えから、患者の隔離や不当な差別があったが、現代では抗菌薬の併用療法が確立されており、恐れる病気ではない。欧州の昔の修道院ではライ患者の収容施設を併設し慈善事業が行われていたが、日本におけるキリスト教布教活動でも同様であった。

その後、布教活動と救ライ活動は、一五八七年の豊臣秀吉によるバテレン追放令のため南蛮寺は壊され、宣教師たちは悲劇的な迫害を受けるようになった。ただわずかに残ったライ収容施設は一般の人がこれを嫌って近づかなかったため、宣教師たちの隠れ家の存在になっていた。しかし徹底的なキリシタン弾圧と相次ぐ殉教のため、アルメイダの伝えたポルトガルの医学は日本に土着することはなかったのである。

第七章

江戸時代

江戸

■徳川家康と薬

一六〇三年、江戸に幕府を開いた徳川家康は、それまでの長い戦の経歴や少しでも長生きして天下を取るという思いから健康志向が強く、特に薬に関する知識もかなりのものだったようである。少しの病気であれば自分自身で薬を処方し調合し服用していたという。一六〇五年、将軍職を徳川秀忠に譲り駿府に隠居した後は、この薬に対する思い入れが特に強くなったようで、江戸と行き来の折にも道すがら薬草に注意し、見たこともない草木があるとすぐに侍医に調べさせたりしていた。薬について家康はなみの医師よりはるかに知識が豊富だったといわれている。

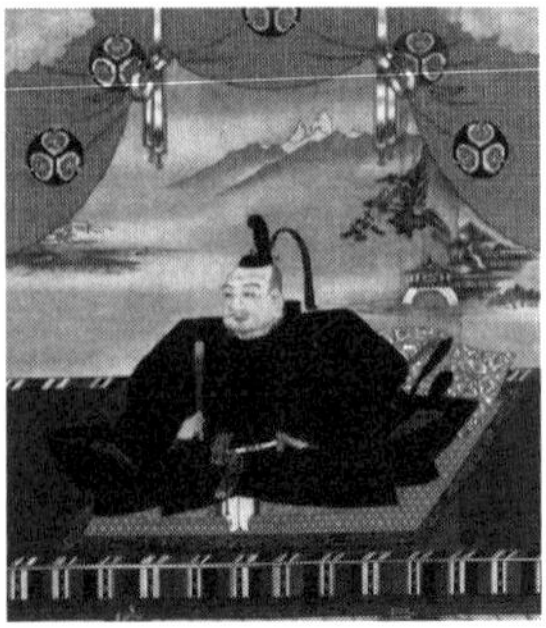

徳川家康
狩野探幽・画
大阪城天守閣蔵

家康自身が患った病気として知られているのは、一五八四年、羽柴（豊臣）秀吉と戦った小牧・長久手の戦いの時、背中に癰《よう》（細菌感染による腫瘍）ができた。家康自身の膿をしぼり出したりする処置では悪化するばかりであったが、家臣がもってきた薬を塗って治癒したとされている。この頃は家康の薬についての知識が十分ではなかったのかもしれない。

家康の孫、徳川家光は生来身体が弱く重い病気によく罹患していたが、一六〇六年、三歳のときに大病を患い、侍医たちが調合する薬が全く無効であった。このとき駿府から家康が「紫雪《しせつ》」という熱病などに効くという内服用の練薬を持って見舞いに来た。これを与えたところ家光の大病はたちまち治ったということが、後に家光の乳母、春日局が日光に奉納した「東照大権現祝詞」に書かれている。

一六一六年、七五歳で没した時の病気は天ぷらを食べ過ぎたためとか、さまざまな死因がいわれているが、胃ガンであったという説が有力なようである。腹部に腫瘍ができたのだが、家康自身はこれを「寸白《すんぱく》（寄生虫のサナダ虫による）と診断し、万病円という当時万病に効くといわれていた丸薬を服用していた。幕府を開く前から家康の侍医として仕え五〇〇石の禄を与えられていた片山宗哲はこれをみて、万病円のような大毒の薬を服用していては身体そのものを痛めてしまうので直ちに止めた方がよいと忠告した。しかしこれを家康は聞き入れずかえって機嫌を損じて、宗哲は信濃国に流されてしまった。家康の身体は日に日に憔悴して亡くなるのだが、宗哲はそれから二年後、二代将軍の徳川秀忠により許されて江戸に戻ったのであった。

徳川幕府は、片山宗哲など京で名医とされた医師や、平安時代から医家の名門であった和気氏の子孫、半井成信なども侍医として仕えさせていた。しかし当代の名医、曲直瀬玄朔と生前の家康はたびたび謁見していたが、玄朔を重用することはなかった。これには玄朔が豊臣秀吉に仕えていたことが影響していたともいわれている。

病弱だった徳川家光

徳川家光は、二代将軍秀忠の嫡男で、三代将軍となった一六二三年以降、武家諸法度や参勤交代の制度を確立し江戸幕府への集権制度を確立したことなどで知られている。またテレビドラマや映画では、凛々しく力強い将軍として描かれている。しかし実際の家光は幼少時より病弱でたびたび大病に罹患していた。一六〇六年、三歳のときの大病は家康が処方した薬で回復したことは上述のとおりだが、その後も重い病気によく罹患していた。

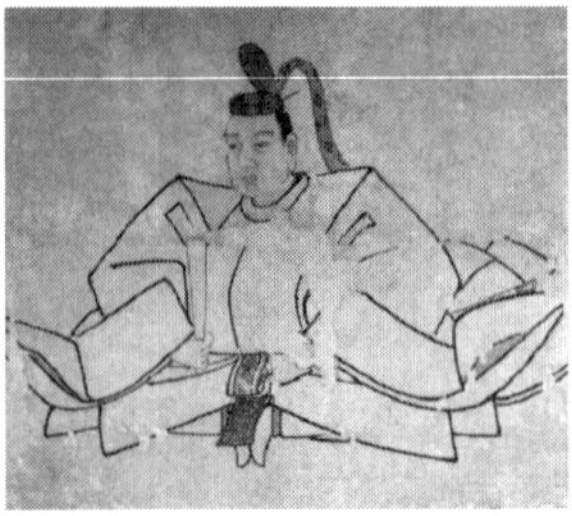

徳川家光
徳川記念財団蔵

最も深刻だったのは一六二九年、家光二六歳のとき、天然痘に罹患したことだ。天然痘はたびたび述べたように天皇家や政権中枢の重要人物が倒れた致死的疾患で、成人になってから罹患すると特に重症化するとされている。しかし家光の乳母だった春日局の献身的な看病により快方に向かいこれを克服した。春日局は、織田信長を本能寺で殺害した明智光秀の重臣だった斎藤利三の娘であるが、幼少時に軽い天然痘に罹患したため、天然痘に対する免疫があると考えられたこともあり、家光の乳母に取り立てられたともいわれている。いずれにしろ確実な治療法がなかった天然痘を克服したということは、家光の罹患した天然痘は重症の部類に入るものではなかったということであろう。

その他、二五歳の時に脚気《かっけ》に、四三歳のときにマラリアに罹患するなど、たびたび場合によっては生死に関わる大病を患っていた。さらに三〇歳代からは精神的ストレスによるものであろうか抑うつ状態であったといい、四〇歳代になるとたびたび頭痛がおこり血圧が高かったのではないかと想像されている。このように家光が病弱であったこともあり、家康、秀忠の時代に比べて多くの医官が採用されることとなり、従来の二倍以上の人数であったとされている。

家光の最期は、執務中に突然震えが始まりそのまま意識不明となり死亡したとのことである。少し前より歩行障害などが出現していたともいわれ、これらから考えると何らかの脳血管疾患、高血圧があったとすると脳出血の可能性が高いであろうが、これが死因となったのではないかと思われる。享年四八歳であった。

■生類憐れみの令

五代将軍徳川綱吉が一六八七年に出した「生類憐れみの令」はすべての生き物の生命を大切にするということから、綱吉が犬将軍などと呼ばれていたことは有名な話である。この定めの背景にあるのは当時の社会情勢で、士農工商という身分制度から農民は武士に次ぐ大切な身分であるとされながら、有力な農民から下層の農民まで貧富の差が広がり、零細農家では子どもが生まれても育てる資金がないことから捨て子が横行していた。またそれまで農耕に使われていた馬なども老化して病気となると捨て馬となっていったのであった。儒学や仏教の思想から当然のように生き物を大切にすることが社会の荒廃を救うことになると考えた綱吉は、捨て子、捨て老人、捨て馬を禁止するということを主旨にこの定めが形成されていった。結果的に子どもや老人の生命を大切にするという医療や健康増進につながる社会的風潮が生まれたと思われる。

また綱吉の時代には幕府の医療制度も整えられるようになった。江戸城内で病人が出るとすぐに診療にあたる奥医師と呼ばれる医師が選任される。身分は武士と同じであり、最も位が高い医師は老中に次ぐ若年寄重責の幕府役人の配下であり、男子禁制であった大奥へも出入りが許されていたのである。診療科目としては、本道と呼ばれた内科、外科、鍼科、眼科、口科（歯や喉を診察）などがあり、一〇名以上の大人数の医療職集団が形成されていたという。奥医師に次いで、奥詰医師、御番医師、寄合医師、御目見《おめみえ》医師などの医療制度が確立されたのは六代将軍徳川家宣の時代だったという説もある。奥医師の確かな定員はなかったようであるが、彼らを統括するトップにあたる職位が、律令制度から続く典薬寮の長官である典薬頭であり、大

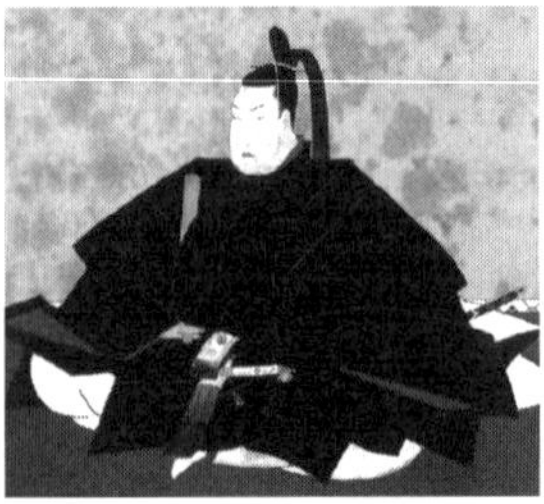

徳川綱吉
土佐光起・画
徳川美術館蔵

名並の官位が与えられていた。江戸時代の典薬頭は医家の血統で決まっており、半井家と今大路家の両家が世襲していた。

綱吉は薬草や薬種の採薬を奨励して、綱吉の別邸があった小石川に小石川御薬園という大規模な薬園が開かれるようになった。綱吉自身も医学的知識が豊富であり、晩年には家康のように自身で薬を処方していたという。

ところで歴代将軍は三河（岡崎市）の大樹寺に墓が設けられ、位牌は将軍の身長に合わせたものが置かれている。そのため将軍が亡くなると身長を測定するというならわしがあったそうだが、それによると当時の日本人の平均身長一六〇cm弱に比べて、綱吉は一四二cmしかなかったと想定され、成長ホルモンの分泌異常などの内分泌疾患があったのではないかとされている。最後は江戸で流行していた麻疹に罹患し、一七〇九年の冬、六八歳であっけなく亡くなった。

貝原益軒の『養生訓』

養生とは健康増進のことで、人が少しでも健康で長生きしたいと思う考え方は古来よりあった。例えば丹波康頼により著された現存する日本最古の医学書である『医心方』の第二七巻には養生についてのことが記されている。しかし平安時代の末期から戦国時代へと長い間、戦乱の世がつづき、

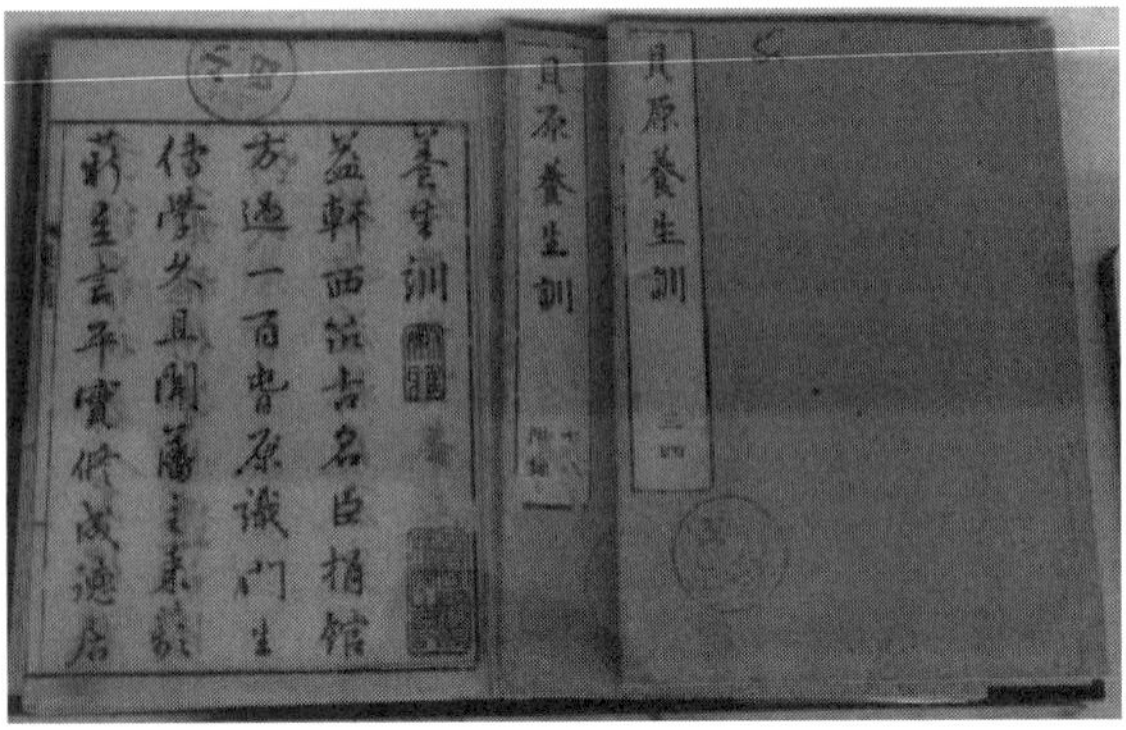

『養生訓』
貝原益軒著作
出典：Hanabishi； Wikimedia Commons

人命は軽視され健康増進どころではなかったことから、養生に関する著作は見られない。

江戸時代になって平穏な世の中になると、養生について記された書物がいくつか見られるようになった。曲直瀬玄朔が豊臣秀吉から常陸国への流罪となったとき、関東における農村民が病気になっても医療者による適正な治療を受けることができず放置されている実態を体験し、後に『延寿撮要《えんじゅさつよう》』という養生の大切さを示した書物を著した。

最も著名な養生書として貝原益軒が一七一三年に著した『養生訓』がある。これは益軒自身の人生体験から得た養生に対する考え方をまとめたもので、寿命の長短はすべて養生しだいであることと記されている。さらに健康な身体をそこなうものとして「内欲」と「外邪」があるとする。「内欲」とは、飲食欲、色欲、情眠欲、さらに発言欲であること、「外邪」は風、寒、暑、湿という四つの気候変化をさしている。この「内欲」と「外邪」から身を守ることにより養生が保たれ、さらに精神的な修養や自然療法による無病息災、長寿のための健康法を説いている。

このようにして江戸時代における庶民の健康生活志向は高まっていき、幕末の動乱期直前にはその頂点を迎えることになるのであった。

■享保の改革と医療

第七代将軍徳川家継は急性肺炎による呼吸不全により八歳の若さで亡くなった。これにより徳川家康より続いた宗家が途絶え、御三家のひとつである紀州藩主の徳川吉宗が一七一六年に第八代将軍職に就いた。吉宗は家康のひこ孫にあたり、在職中は「すべて権現様（徳川家康）御掟の通り」と幕府が開かれた当時への復古を掲げて「享保の改革」を行った。この中で医療関係についても積極的な政策を展開している。吉宗の医療に対する思い入れは強く、将軍職に就くと同時に対馬藩に対して朝鮮で最も著名であった『東医宝鑑《とういほうかん》』の献上を求め、日本語版を出版させ座右に置いた。自ら医学・医療を修得するとと

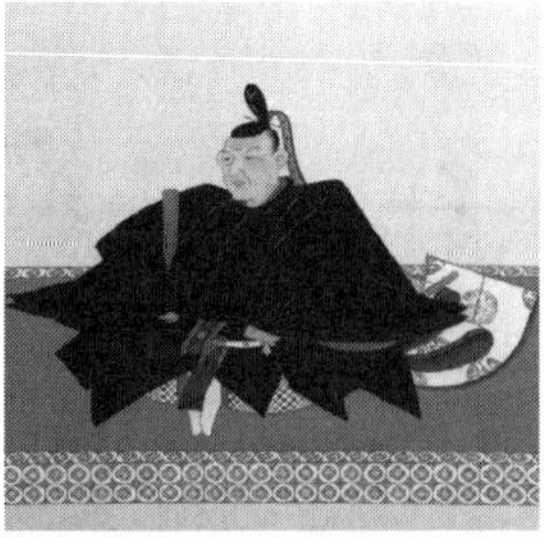

徳川吉宗
狩野忠信・画
徳川記念財団蔵

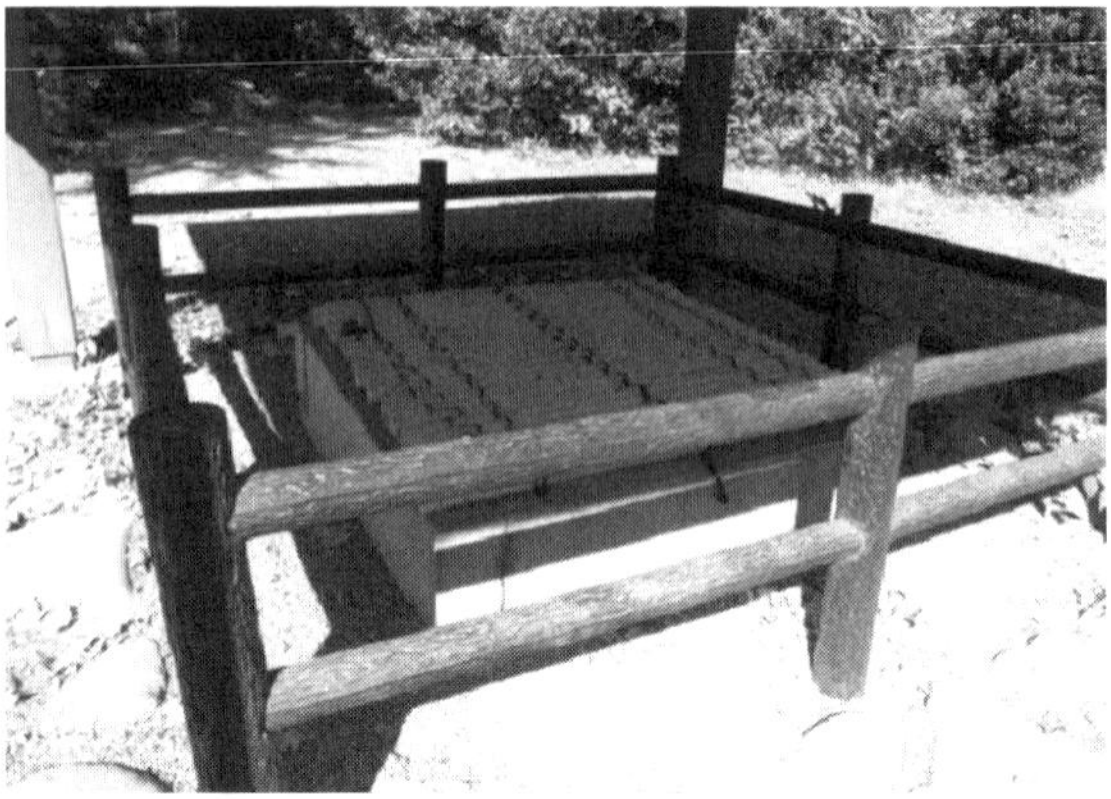

東京大学小石川植物園内に残る旧養生所の井戸
（著者撮影）

もに、医師を育成するため幕府所蔵の医書を貸し与えるなどを行っている。『東医宝鑑』の内容は明の李朱医学を基礎としたものであるが、実用性が高いもので、これに基づいて朝鮮人参などの薬草を入手し国産化を目指した。その代表が小石川薬園の増設である。

また享保の改革のなかで、広く庶民などからの意見を求めるため評定所の門前に目安箱を設置した。目安箱への投書から、病気になっても治療費などが支払えない貧民が多いことを知ると、小石川薬園内に養生所（小石川養生所）を設けている。これは貧民に対する無料診療所であり、本道（内科）の医師が就任して、外科医はいなかった。山本周五郎の連作短編小説『赤ひげ診療譚《しんりょうたん》』や、この作品を映画化した黒澤明監督作品の『赤ひげ』は、養生所を舞台とした医師の物語である。医療費は幕府予算と拝領地からの収入で運営されていた。入所希望者は増加の一途をたどり財政的に困窮したこともあったが、幕末に廃止されるまで継続された。そして明治期になって東京市養育院の設立に継っている。小石川薬草園は、大岡忠相《ただすけ》が庇護した青木昆陽が飢饉対策作物として甘藷《かんしょ》（サツマイモ）の試験栽培を行った所としても有名である。

日本人で初めての人体解剖

日本で最初に人体解剖を行ったのは山脇東洋《やまわきとうよう》である。当時、日本の医学は田代三喜、曲直瀬道三に代表される李朱医学に基づく「後世派」、およびこれより古い後漢時代の張仲景が著した『傷寒論』に基づく「古方派」という二つの流派があった。古方派を代表する医学者として後藤艮山《ごとうこんざん》がいたが、山脇東洋は後藤艮山の門人で実証的医学を推進した人である。それまで漢方医学では、人間の内臓は五臓六腑《ござうろっぷ》、すなわち肝臓・心臓・脾臓・肺臓・腎臓の五臓と、胆・小腸・胃・大腸・膀胱・三焦《さんしょう》（リンパ管と思われる）からなる六腑で構成されるとしていた。東洋はこの説に疑問を持ち、医学の理論を実証するためには正確な人体解剖が必要であると考えていた。しかし当時、人体解剖は御法度であったことから、人体に類似した点が多いとされていたカワウソの解剖を行った。

カワウソ解剖の結果、東洋は五臓六腑説に疑念を抱くようになり、人体解剖を行う願望はますます強くなったまま五〇歳近くまで年齢を重ねたのである。その時、たまたま若狭小浜藩主の酒井

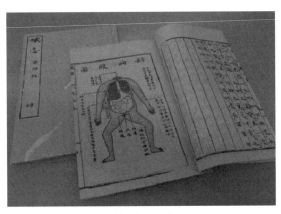

『蔵志』復刻版
兵庫医療大学図書館蔵
（著者撮影）

忠用《ただもち》が京都所司代に赴任し、酒井家の藩医らが東洋の門人となったことから、京都所司代に藩医を介して解剖実施の願いが出され、死罪となった囚人の解剖が許可されることになった。その後、東洋が行った解剖を基に一七九五年、解剖学書『蔵志《ぞうし》』が刊行された。『蔵志』の内容については、対象が死刑人で打ち首となった者であることから頭部の解剖には至っていないこと、また小腸と大腸が区別されていないなど不備も多く、古方派・後世派の双方から多くの批判が出た。東洋自身もその不備を認めて、これ以後、さらに精密な人体解剖の研究を続けてほしいと述べている。しかし彼の行った人体解剖はその後、医学を科学的に実証しながら発展させていく道を作ったこととして医学史上重要な事柄であった。

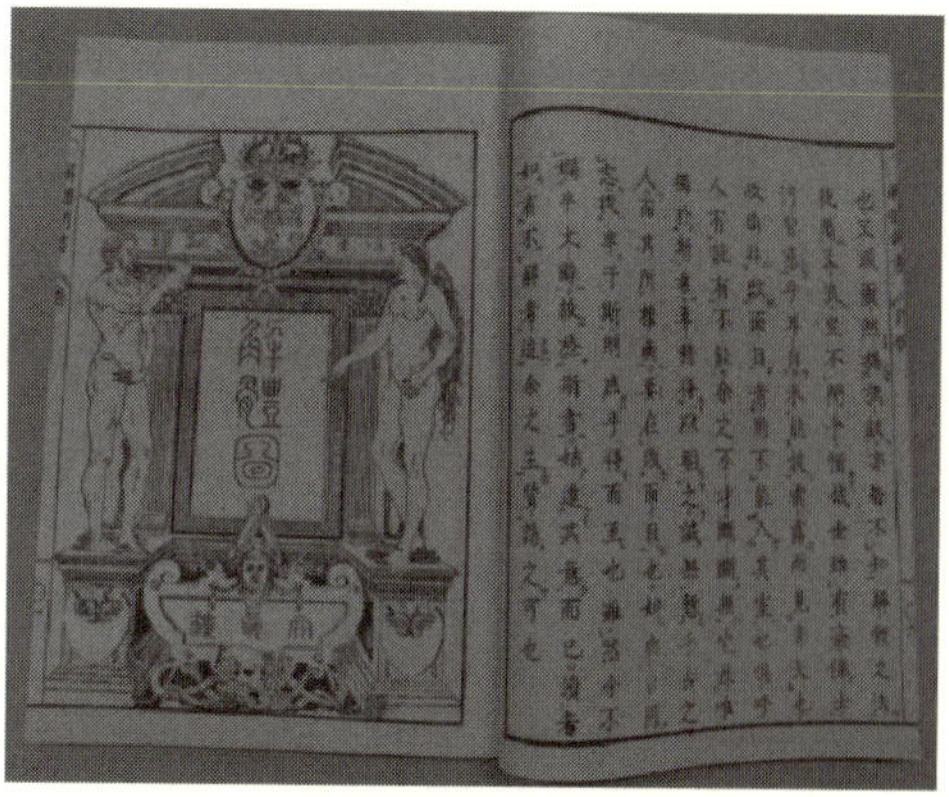

『解体新書』復刻版
兵庫医療大学図書館所蔵
（著者撮影）

■『解体新書』の刊行

　山脇東洋の『蔵志』以降、精密な人体構造の解明を目指した解剖が続けられていった。長州藩医の栗山考庵《くりやまこうあん》は初めて女屍の解剖を行ったり、東洋が成し得なかった頭部の解剖を行った古河《こが》藩医の河口信任《かわぐちしんにん》らがいる。さらに若狭小浜藩医の杉田玄白《すぎたげんぱく》は、自分たちで人体解剖を完成させる前に先人の業績を知ることが必要であると考えた。鎖国中の江戸時代で西洋医学の情報を体得することができるのは交易のあったオランダであったことから、玄白はオランダ語の学修が必要との考えに至り、オランダ語に精通していた中津藩医の前野良沢《まえのりょうたく》とともにオランダ通詞に面会したりしていた。

　その時たまたま小浜藩で同僚の中川順庵《なかがわじゅんあん》から、ドイツ人医師クルムスの著した解剖学書がオランダ語に翻訳され『ターフェル・アナトミア』として出版されていることを紹介された。玄白と良沢は入手した『ターフェル・アナトミア』を携えて、江戸小塚原刑場で行われた腑分け《ふわけ》（内蔵の解体）を見学する機会を得た。その結果、人体構造は今までの漢方の知識が正確ではないことを認識することになった。つまり、人体構造は『ターフェル・アナトミア』に書かれているとおりだったのである。日本で医学を広く普及させるためには、『ターフェル・アナトミア』の日本語訳を出版することが必要不可欠であると悟った玄白と良沢さらに中川順庵の三人は、苦労を重ねて一七七四年『解体新書』を完成させたのである。ところで、『解体新書』の翻訳で主役を果たしたはずの前野良沢は、著者に名を連ねていない。完全主義者の良沢は、不完全な翻訳が残る『解体新書』を良しとしなかったためといわれている。

シーボルトの来日

江戸後期になって（一八二三年）医学・博物学者のオランダ商館医シーボルトが来日した。当時のオランダはナポレオンの支配から逃れ、ネーデルランド王国として国力の回復と世界へ進出することを目指していた。シーボルトはそのような国家政策から日本を博物学的見地で調査研究する目的で派遣されてきたのである。長崎の出島に到着後、医師であるシーボルトは日本人における病気の治療と医師に対する医学教育を目的として鳴滝塾《なるたきじゅく》を開設した。高野長英《たかのちょうえい》など多くの門人を集め、持参した医療機器や医学書などを公開し新しい医学・医療の普及を行っていた。

しかし来日の本来の目的は日本の博物学的調査である。長崎に居ては日本の調査はできないことから、オランダ医学の全国的普及を名目にして江戸に出府することになった。江戸においても全国地図や動植物の資料を収集するかたわら、江戸の医師たちと医学的交流を深め、新薬の使用や眼科手術などを実践してみせた。日本の資料を多く入手することに成功したシーボルトは長崎に戻り、帰国に備えて収集した資料を整理して出発の時を迎えた。そのときいわゆるシーボルト事件（一八二八年）が勃発したのである。

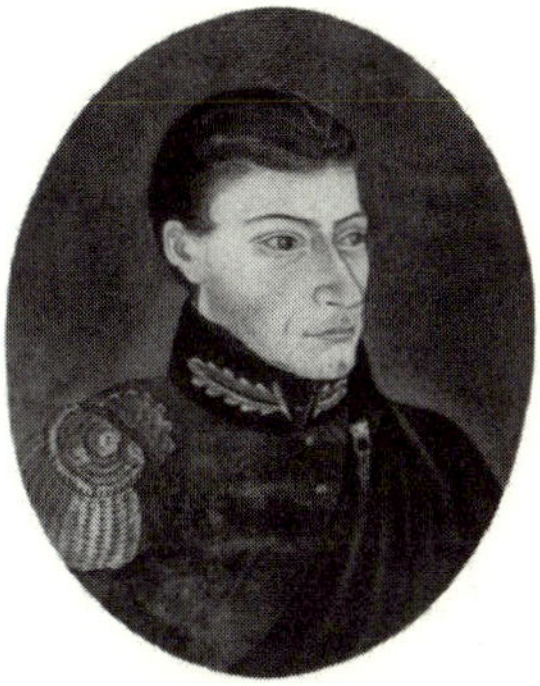

シーボルト
川原慶賀・画

詳しい日本地図の入手を望んだシーボルトは、江戸にいる幕府天文方の高橋景保《たかはしかげやす》から伊能図を送ってもらった。伊能図とは伊能忠敬《いのうただたか》が幕府の要請で全国を廻り、一八二一年に完成させた「大日本沿海輿地全図《だいにほんえんかいよちぜんず》」という詳細な日本地図である。当時幕府は異国船打払令を出すなど海外との交流を望んでいなかったこともあり、伊能図も海外持ち出し禁止になっていた物品であった。伊能図を送った高橋景保は処刑されシーボルトも国外追放処分となってしまった。

最後は良好な結末にはならなかったが、シーボルトの来日は日本医学会に多大な影響を及ぼした。新しい治療法の導入、優秀な外科医や蘭学者の育成など彼の功績は計り知れないものであった。

日本人による世界初の麻酔手術

外科手術発展の歴史で、無痛手術の実施と術後感染症の制御は二つの重要課題であった。通常、歴史上、最初に無痛手術を実現させたのは、一八四六年マサチューセッツ総合病院でエーテル麻酔の公開手術におけるウィリアム・モートンとされている。しかしそれより四〇年以上前に、全身麻酔で乳ガンの手術を成功させた日本人がいた。それが華岡青洲《はなおかせいしゅう》である。青洲は紀伊国で医家の長男に生まれ、二三歳のとき京都に出て本道（内科）を古方派の吉益南涯《よしますなんがい》に、外科を大和見立《やまとけんりゅう》にそれぞれ学んで帰郷した。

青洲は外科診療に励むかたわら、外科手術を確実に行う方法として用いるべく麻酔薬の研究にいそしんだ。主として整骨医が痛み止めに使っていたマンダラゲ（チョウセンアサガオ）や、トリカブトを調合した麻酔薬を犬・猫などの動物に投与する実験をくり返し行った。二〇年の時が過ぎ、ついに「通仙散《つうせんさん》」という麻酔薬を作り上げたのである。しかし、これを人の手術に使用するためには実際に人に対してさまざまな量の「通仙散」を投与し、効果が確実で、しかも安全な投与量を決める必要がある。この実験台となることを自ら申し出たのは、青洲の母と妻であった。少量の投与量から実験を開始し繰り返して実験を行った結果、有効な投与量を見出すことができたのであるが、それまでに繰り返された実験が原因で母は衰弱死し、妻は副作用で失明してしまった。青洲の「通仙散」はこれらの犠牲の上に完成されたものであった。

ほどなくひとりの患者が診療を受けるために青洲を訪ねてきた。六〇歳の女性で、各所の医家を受診したが診療を断られたという。青洲が診ると明らかな乳ガンであった。当時、女性の乳房は急所であり、これを切除するとその女性の生命は絶たれると信じられていた。青洲は覚悟の上でこの女性に「通仙散」を服用させ全身麻酔による乳ガンの摘出手術を実行した。一八〇四年のことであった。手術は成功裏に終わったが、明らかに進行した末期の乳ガンであったと思われるこの女性は、四カ月後に亡くなった。しかし全身麻酔による無痛手術自体は大成功であり、華岡青洲の名声は全国に伝えられ、受診する患者や弟子入りする医療者があとを絶たなかったという。

しかし時は鎖国中の江戸時代。世界に向けて発信することのなかった華岡青洲の業績は、時を経ず西洋医学の歴史に刻まれることはなかった。この偉業が世界的に評価されたのは明治時代になってからのことであった。

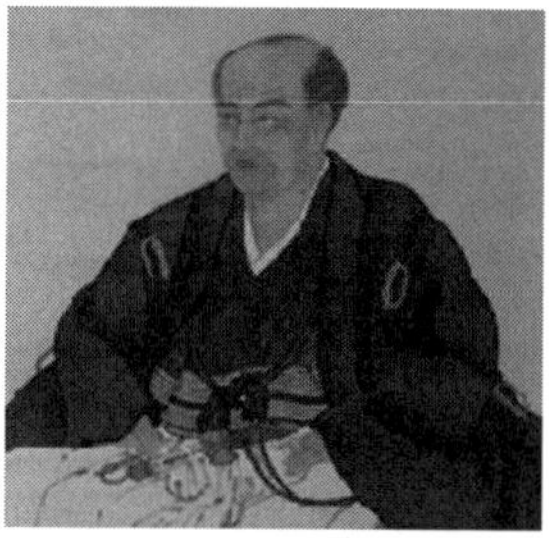

華岡青洲
世界で初めて麻酔手術を行った。

■天然痘の猛威と種痘法

これまで見てきたように古来、天然痘ウイルス感染により発症した天然痘は致死率が四〇%以上で、多くの人がこの疾患で亡くなっている。江戸時代の平均寿命は男女とも三〇~四〇歳とされ、現代に比べて圧倒的に短命であったが、この原因は一〇歳までに天然痘を発症して死亡してしまう子どもが多かったためという。また、幸い死に至らなかったとしても、後遺症で「あばた顔」が残った。

天然痘を予防し撲滅する道を開いたのがイギリス人エドワード・ジェンナーだ。当時から、天然痘に罹患した人でも幸い軽症で回復した場合、二度と天然痘に罹患しないことが知られていた。また人に発病する天然痘が牛や豚などの家畜にもみられ、牛痘といわれており、酪農家で牛痘に罹る人もいたが、人の天然痘のように致死的でもなく、その後天然痘ウイルスに再度感染することはなかった。ジェンナーは、天然痘や牛痘に一度罹ると、今でいう天然痘に対する免疫ができるのではないかと考えた。ある時、牛痘に罹った酪農家の女性の皮膚から膿を採取し、ジェンナー家の使用人の息子ジェームス・フィリップスという八歳の少年を実験台として、少年の皮膚に傷をつけ牛痘患者から採取した膿を接種した。そして一~二カ月後、今度はフィリップスに天然痘の人から採取した膿を投与したが、フィリップスは天然痘を発症しなかった。一七九六年、この歴史的な、しかし現代では倫理的問題がある人体実験が行われたのであった。ワクチンによる予防接種を確立していったのはルイ・パスツールだが、それより一〇〇年近く以前にジェンナーは天然痘に対する予防接種、すなわち種痘法を行ったのである。ワクチンという言葉は牛痘を「ワクシニア」と呼んでいたことから、後にパスツールがジェンナーに敬意をはらって命名したといわれる。この種痘法により天然痘患者は激減していき、一九七七年、最後の天然痘患者が報告されて以来、世界中で天然痘は完全に撲滅された。一九八〇年、世界保健機関（ＷＨＯ）は天然痘撲滅宣言を発表した。ジェンナーの人体実験から二〇〇年余り後のことである。天然痘ウイルスは今後の研究のためにとアメリカとロシアに保管されていたが、生物テロに使われる危険もあるとのことから、すべて抹消され人類は地球上から天然痘の病原体を完全に消し去ることに成功したのである。

日本においては、ジェンナーの実験から六年前に秋月藩医の緒方春朔《おがたしゅんさく》が、牛痘ではなく、人の天然痘から採取した膿を子どもに接種する実験に成功している。しかし人の天然痘接種では実際に天然痘を発症する危険もあり、牛痘を用いる種痘法の方がはるかに安全な方法であるが、問題は牛痘種をどのようにして入手するかということになる。オランダ商館医シーボルトは来日に際して牛痘法を伝えたが接種には成功していない。佐賀藩医楢林宗建《ならばやしそうけん》は牛痘種の取り寄せを藩主鍋島直正《なべしまなおまさ》に進言し、一八七四年バタヴィアからの牛痘入手に成功した。佐賀藩は長崎警備を担当しており、長崎のオランダ商館に直接注文を入れ輸入することができたのである。また鍋島直正は痘苗《とうびょう》を江戸藩

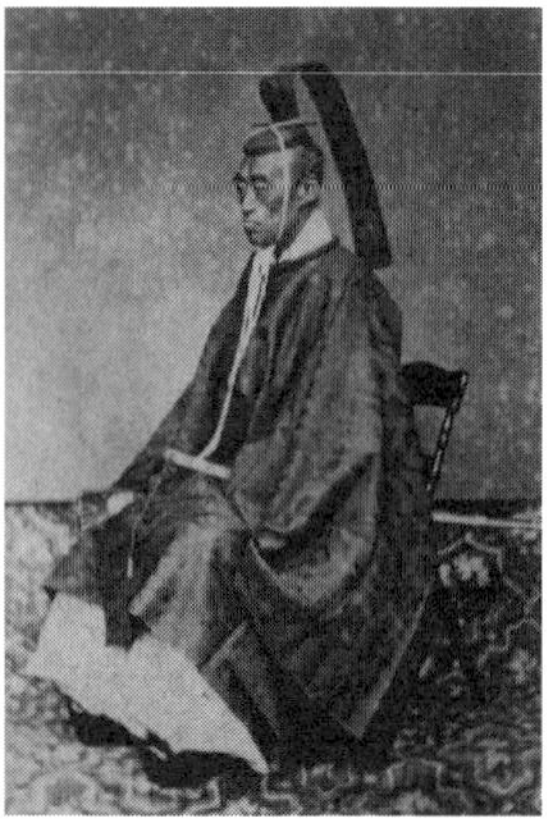

鍋島直正
第10代佐賀藩主

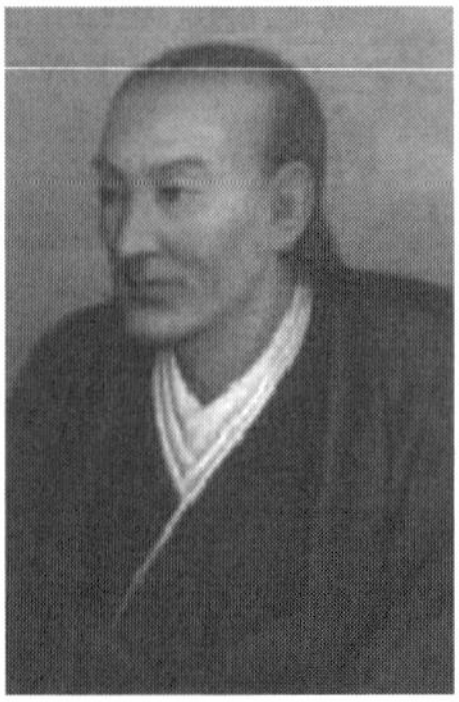

緒方洪庵

邸に送り、藩医伊東玄朴《いとうげんぼく》に種痘させたことがきっかけで江戸に「お玉が池種痘所」が開設され、牛痘を用いた種痘法が全国的に広がっていくことになった。

当時は漢方医と蘭方医の対立があった。幕府の要職を占め主導権を握っていたのは漢方医であり、蘭方医はその理論を認められないばかりか、むしろ弾圧を受けていた。その時、この牛痘種痘法の普及はその効果から蘭方医の優位性を導くことになったのである。

■緒方洪庵《おがたこうあん》の適塾《てきじゅく》

緒方洪庵は備中（岡山県）足守《あしもり》藩下級武士の三男として生まれた。一六歳の時、大坂に出て蘭方医中天游《なかてんゆう》に医学を学び、天遊の勧めにより江戸へ出て蘭方医坪井信道に入門し医学とオランダ語の修得に

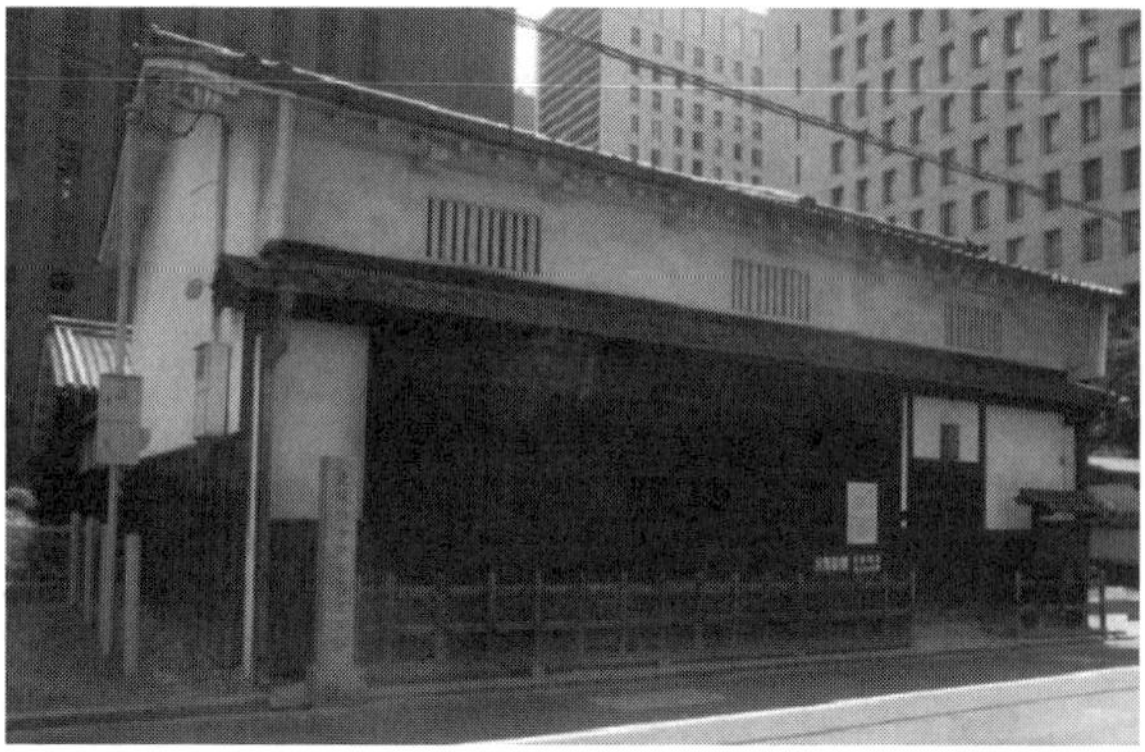

「適々斎塾」（適塾）
大阪市中央区
（著者撮影）

励んだ。その後、長崎でのさらなる語学修行を経て一八三八年に大坂瓦町に医学塾「適々斎塾《てきてきさいじゅく》（適塾）」を開いた。適々斎は洪庵の別号である。

適塾は患者の診療をする病院と医学教育施設であり、現在の大阪大学医学部の前身である。また当時の蘭方医学教科書を確実に理解する必要があることから、オランダ語教育を行っていた。緒方洪庵自身も『扶氏経験遺訓《ふしけいけんいくん》』などオランダ語の医学書を翻訳しており、自著では日本最初の病理学書『病学通論』などを刊行している。

代表的な医療活動としては、天然痘撲滅のための種痘の普及活動がある。シーボルト門下で京都において牛痘接種をしていた日野鼎哉《ていさい》から種痘苗を譲り受け種痘活動を進めたが、漢方医らの反対や世間一般の悪評のため困難を極めたという。ようやく大坂奉行所より種痘所設置の許可がおり「除痘館」が設置され、種痘普及活動は軌道に乗りだした。

またもうひとつ、洪庵の医学的業績としてコレラ治療がある。一八五八年、我が国で二度目のコレラ大流行があった。コレラはコレラ菌の経口感染症であり、米のとぎ汁様の下痢が続き、脱水症のため重症化する。水分補給と現在では抗菌剤で適切な治療を行うと治癒するものであるが、当時は水分補給という治療さえ知られておらず、感染者は「コロリと」亡くなってしまう恐ろしい病気であった。洪庵は患者を治療しながら、蘭学医書の内容から『虎狼痢治準《ころりちじゅん》』という治療法を著述し刊行している。

適塾は慶応義塾の創始者である福沢諭吉をはじめ、明治期に活躍する多くの塾生を輩出した。しかし福沢諭吉は教育者、蘭学者であって、医師ではない。上述の医療活動は、適塾が診療所と医学研究教育施設であったかのようにみえるが、実際は医師養成に限らず蘭学を通じた各層の養成施設であり、蘭語塾と呼ぶのが相応しかったという。

ポンペが伝えたオランダ医学

一八五四年の日米和親条約締結により長く続いた鎖国は終わった。幕府は海防政策のひとつとして長崎に海軍伝習所を開設したが、ここで軍医養成のための医学教育を行うため一八五五年、オラ

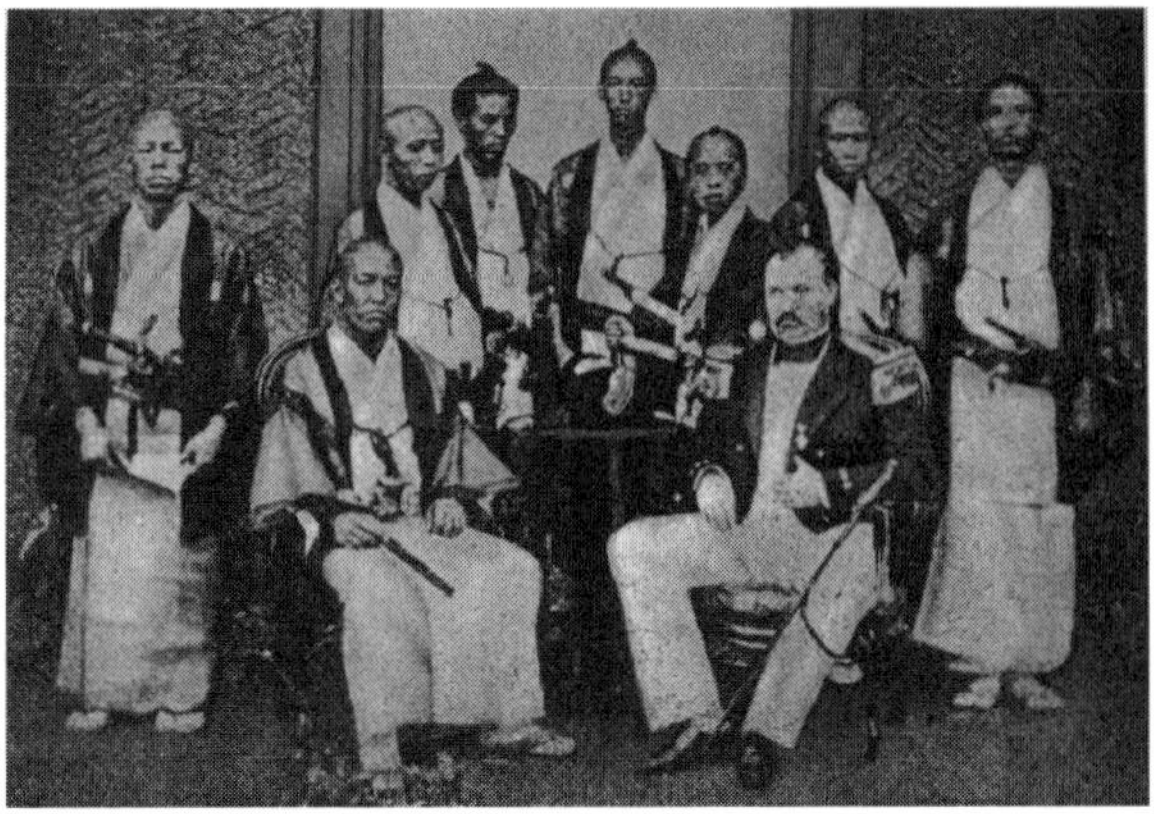

ポンペとその門人たち
前列右がポンペ、左が松本良順である。
日本医事新報 No.1739 号

ンダ海軍軍医ポンペ（ポンペ・ファン・メールデルフォールト）が着任した。ポンペは多くの門人たちにユトレヒト軍医学校の課程に準拠して基礎医学と臨床医学を系統的に講義する医学教育を行った。基礎科目としては物理学、化学を含めて解剖学、生理学、病理学などであり、臨床医学として内科学、外科学、眼科学などがあったという。臨床医学教育に際して、実際の診療を行う医学校併設の日本で最初の西洋式病院であるベッド数一二〇床を持つ長崎養生所が作られた。『ポンペ日本滞在見聞記』によると、ポンペが滞在中に診療した患者数は一万四千名余りに及んだという。なかでも肺病や眼病患者が多いとの記録がある。またポンペが驚いたのは、日本人の三人にひとりは天然痘の後遺症である「あばた顔」で、天然痘の流行がいかに猛威を振るっていたかが想像され、千人余りに種痘を行った。

ポンペの筆頭弟子に松本良順《まつもとりょうじゅん》がいた。良順は幕府の医師であったが長崎海軍伝習所でポンペから蘭方医学を学ぶとともに医学教育の助手を務め、長崎養生所設立に尽力した。明治維新後、陸軍軍医総監に就任している。また一八六二年のポンペ離日の際には、良順は伊東方成《いとうほうせい》と林研海の二人を幕府留学生として欧州へ随行させた。二人はユトレヒト軍医学校で医学を学んだあと、方成は帰国後、明治期になってドイツへ留学し明治天皇の侍医となり、研海は帰国後、日本陸軍軍医総監となった。

第八章

近代

近代

西洋医学の採用

第十五代将軍徳川慶喜による大政奉還から始まる明治政府は、新体制の下、どのように医療制度を定めていくのか模索していた。医学は西洋医学に限るべきで漢方は新体制には相応しくないというのは一致した見方であったが、どの国の医学を手本として医学校を開設し日本人医師を養成していくのかが問題であった。それまで西洋医学というとオランダ伝来の蘭方医学であったが、日本で入手する蘭方医学書はほとんどがドイツ医学をオランダ語に翻訳したものであったなど、オランダは世界的に見て医学の先進国ではないことが明らかであった。

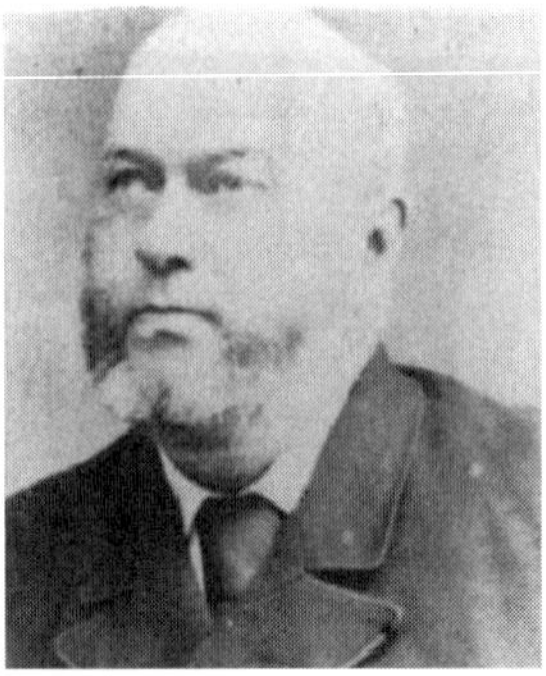

ウィリアム・ウィリス
鹿児島で英国医学の講義を行った。

日米和親条約締結以後、ロシア、英国、フランスなど各国との通商条約締結に基づいて、各国の公使館や領事館が開設されたが、公使館、領事館付きの医師が来日することとなった。その中で、英国の公使館付き医師ウィリアム・ウィリスは英国公使から推薦を受け新政府の要請で、薩摩・長州を中心とした新政府軍と旧幕府軍が戦った戊辰戦争における負傷兵の治療を依頼され功績を挙げた。つまりウィリスは新政府軍の軍医として活躍したのである。このことから、明治新政府はウィリスと一年契約で官立医学校としていた「大病院」（東京大学医学部の前身）の教員に迎え入れ、英国医学を公式に採用する計画であった。しかし、当時ドイツ医学が欧州で優位に立とうとしているという情報をオランダ人医師らから得ていた新政府は、最終的にドイツ医学を導入することになった。これによりドイツ医学が主流となるという日本における医学の流れが確立したのである。

こうして東京大学医学部の前身である医学校設立にあたり一八七一年、外科学を教えるドイツ陸軍軍医レオポルト・ミュルレルと内科学を教えるドイツ海軍軍医テオドール・ホフマンが来日した。一方、イギリス人医師ウィリスは、西郷隆盛により鹿児島医学校に招聘された。その結果、鹿児島では英語での英国医学教育が行われるようになった。ドイツ医学と英国医学の違いは、ドイツ医学が研究室での実験結果を基礎として医療を実践するとしたのに対して、英国医学は実際の症例を基として医療を実践するものである。しかし現実問題として当時の日本における医学・医療はどちらを採用しても差はない程度の未熟なものであったという。

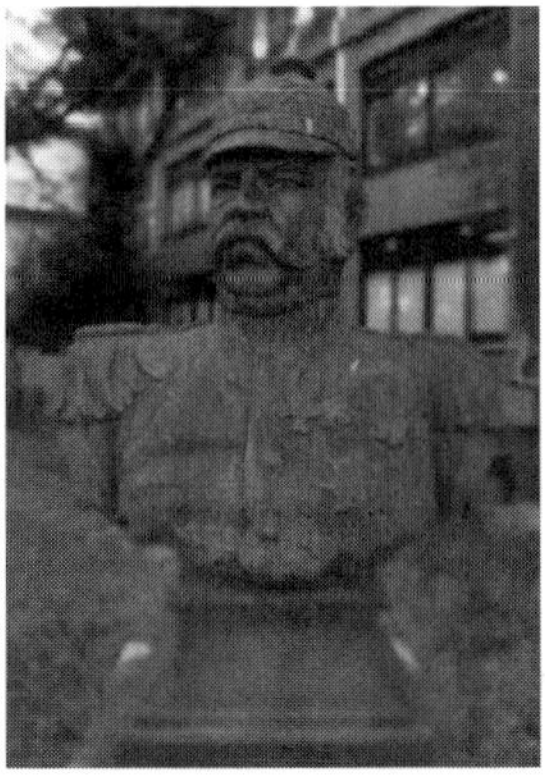

レオポルト・ミュルレルの胸像
藤田文蔵・作
東京大学本郷キャンパス構内

東京大学医学部誕生までの経緯

ここで、明治政府が医学教育の中心と考え、その基礎が確立していった東大医学部の沿革について経緯をまとめておきたい。東大医学部の発祥の地は、佐賀藩主鍋島直正から送られた牛痘種痘を用いて藩医伊東玄朴に種痘させた「お玉が池種痘所」の地で、その後、幕府はこの種痘所を廃止して西洋医学を教授する医学所とした。一八六八年、明治維新の後、明治政府は横浜にあった横浜軍陣病院を下谷藤堂邸に移し、そこに医学所を含めて、「大病院」と改称し、英国人医師ウィリスが一年間講義を受け持った。この「大病院」はさらに「医学校兼病院」と再度改称し医療関係施設の統括機関になったのである。さらにそれを統括する上部機関として一八七一年「大学校」が設けられ、神田一橋にあった開成学校が改称された「大学南校」に対して、「医学校兼病院」は「大学東校」となった。この「大学東校」は単なる医学校ではなく医療行政機関でもあり、初代校長にポンペの弟子であった佐藤尚中《さとうたかなか》が就任している。そのころ政府では文部省が新設されドイツ医学を正式に採用すると決定し、ドイツからミュルレルとホフマンが着任したことに伴い

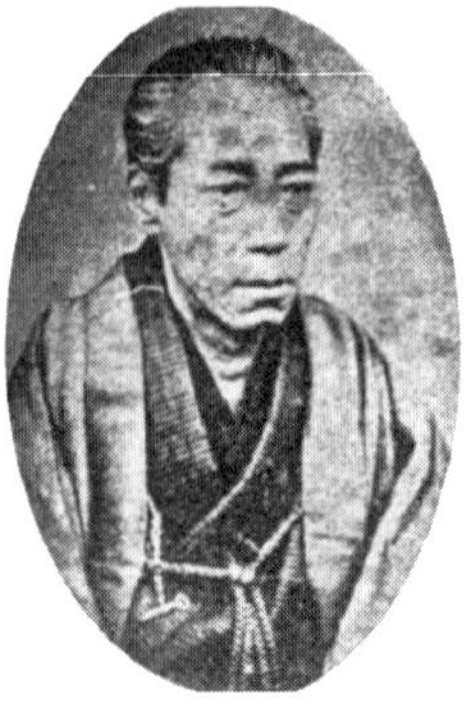
佐藤尚中
「大日本名家肖像集」
経済雑誌社 1907 年

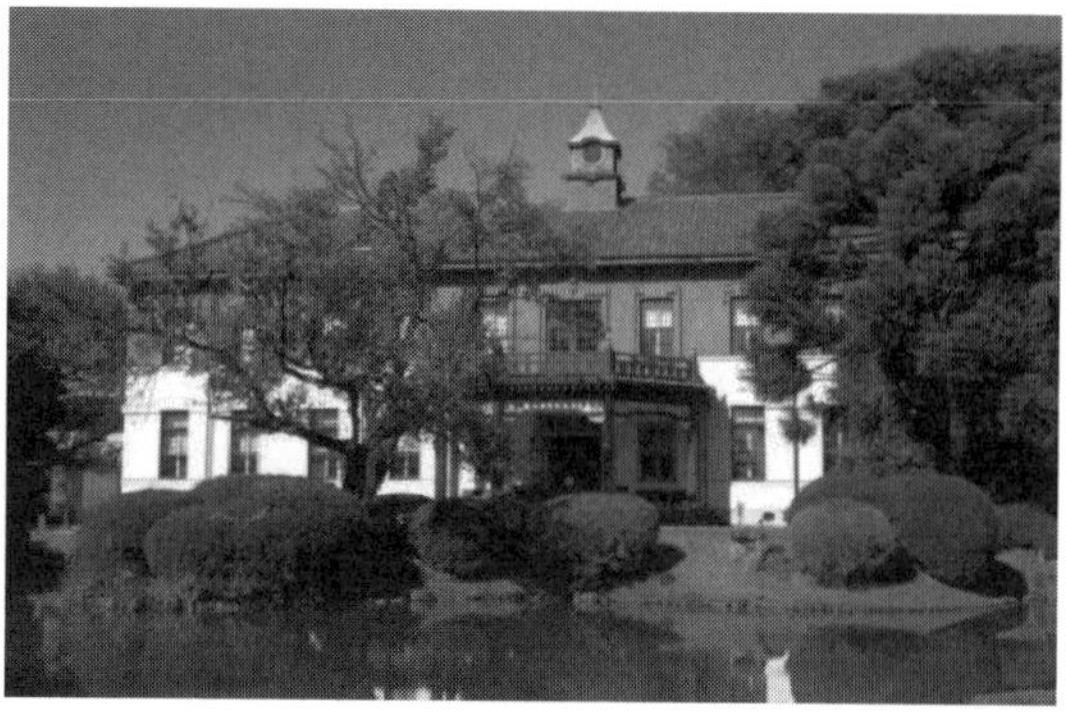

旧東京医学校本館
最初本郷にあったが現在は東京大学小石川植物園に移設されている。
（著者撮影）

「東校」と改称された。さらに一八七四年「東京医学校」となり、本郷に移転され一八七七年、大学南校（東京開成学校）と合併して東京大学医学部になったのである。さらに東京大学は東京帝国大学となり、大正時代に入って一九一九年、学部制が敷かれ最終的に東京帝国大学医学部と称するようになった。このように東大医学部は他大学医学部や医科大学と異なり、幕府の医学所を引き継いだ政府所属の行政機関でもあったことから、全国にある医学部の頂点となった。東大医学部生は入学前には蘭方医学を学んだ者たちであったが、東大医学部でドイツ医学を学び卒業後ドイツに留学して、帰国後に日本各地の医学部教師として赴任しドイツ医学を教授していったのである。

医学教育のため来日したドイツ人医師

日本における医学・医療はドイツ医学に学ぶべしと決めた明治政府は、多くのドイツ人医師を教員として招聘した。最初に来日したのは上述のように陸軍軍医ミュルレルと海軍軍医ホフマンであり、東校で教員を務めた。彼らを派遣したドイツ政府は、軍隊式に医学教育を推し進めることが日本において速やかな医学の発展に好都合であると考えたのである。東校において特にミュルレルは、文部大臣に次ぐ権限をもってドイツ式医学教育を日本の実情も考慮せず強引に実施したのであった。このため、大学東校の初代校長であった佐藤尚中はこれに従うことはできず官職を去り、私立病院を設置するとともに順天堂を開き、現在の私立順天堂大学医学部の基礎を作った。

来日ドイツ人医師のうち、特に貢献度が高かったのはエルウィン・フォン・ベルツである。東京医学校で生理学と薬理学の授業を担当し、後には内科学を教えた。一八七六年から一九〇二年まで在日期間が長かったこともあり、日本の医学に与えた影響は多大なもので、小川鼎三《ていぞう》氏はベルツを「日本医学の父」と呼んでいる。ベルツはその論述の中で日本人について、「科学の成果を引き継ぐだけで満足し、その成果を生み出した精神を学ぼうとしない」と言っている。つまり日本人については、すぐに結果を求めるのでなく根本的に新たなものを作り出していく心構えが必要だと言いたいのであろう。これはベルツの日本人に対する批判というより、日本人に対する叱咤激励であった

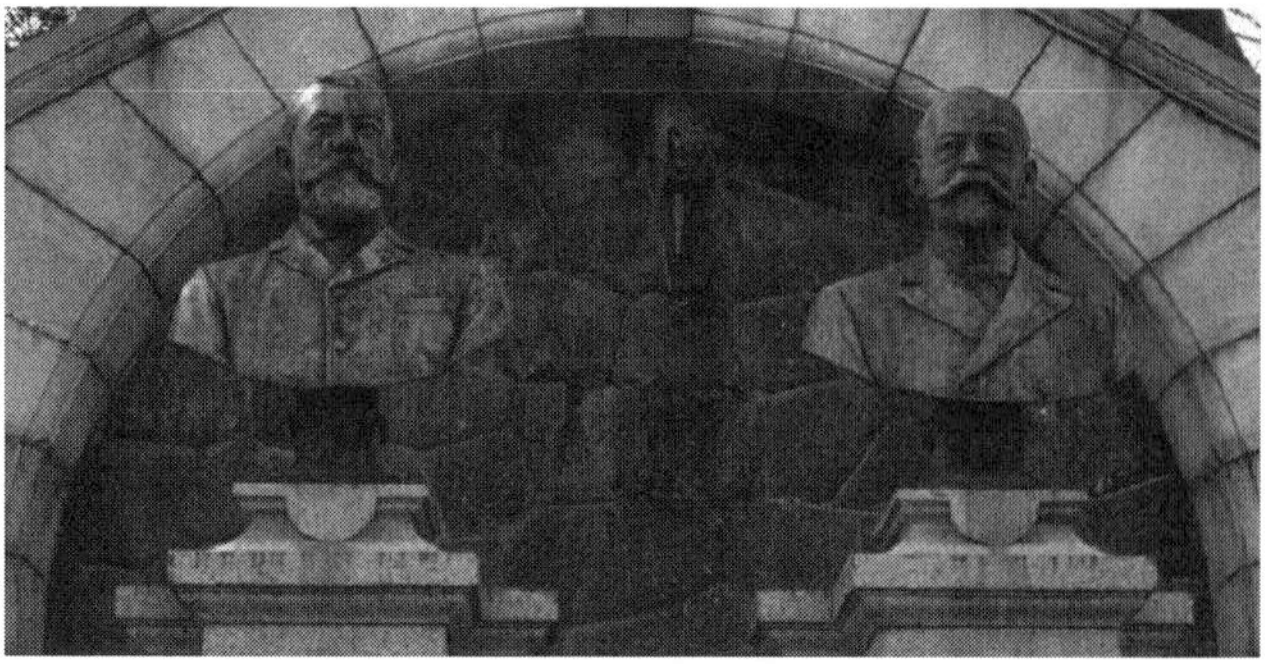

ベルツ（左）とスクリバ（右）の胸像
東京大学構内

と思われる。近年でも彼の業績をたたえて一九六四年、製薬会社（ベーリンガーインゲルハイム）により「ベルツ賞」が設立され、優秀な医学論文を表彰する事業が現在も続いている。

ベルツとともに日本の医学に大きな影響を与えたのがユリウス・カール・スクリバで、東大医学部で外科学の指導にあたった。スクリバの性格は豪放で、手術についても大胆なところがあったらしい。しかし東洋において彼を凌ぐ技術を持った外科医はおらず、近隣のアジア諸国からも手術を受けに来日する人が多くいたという。スクリバの手術は、手術室の施設自体が十分なものではなかったこともあり、感染症を避けるため常に迅速に実施された。在職二〇年を機に東大の教員を退き、聖路加病院の主任外科医となった後も亡くなるまで日本に滞在した。スクリバは大変な親日家で日本人妻を迎え、亡くなった後、遺族は性を「須栗場《すくりば》」と改めて、この苗字は現在も少数ながら受け継がれているという。

ウィリスによる英国医学教育

上述のように東京医学校でドイツ医学採用が決まったことから、大病院の教員になった英国公使館付き医師ウィリアム・ウィリスは教員の職を一年間で辞した。西郷隆盛らの斡旋により鹿児島医学校に招聘されたウィリスにより、鹿児島では英語教育と英国医学の講義が始まった。実験結果に基づくドイツ医学と異なり、英国医学は臨床医学に重点を置き、実際の症例を基に医学を実践するスタイルであった。鹿児島医学校を修了した者は英国に留学することになった。明治以降、政府の方針により、当然のことながら日本の医学というとドイツ医学が主流で、ほとんどの医師が使用した専門用語はドイツ語であった。しかし現代では米国式医学が中心となり、ドイツ語を用いる医師は少なく、専門用語や論文もその中心は英語である。ウィリスによる英国医学は当時では少数派であったが、ある意味で現代医学に通じるものではないかと考える。実際、医療の実践においても、現代医学・医療の基本となる「根拠に基づく医療」の根拠は大多数の臨床症例から導き出される結果であって、ドイツ医学のように実験結果を重視するものではないのである。また興味深いことに、日本陸軍は主流であったドイツ医学を学んだ軍医が主体となったが、英国方式をとる日本海軍は軍医も英国医学を学んだ医師が就任していった。陸軍と海軍で医学的に対立をみた典型的な例が、後述する脚気《かっけ》論争である。

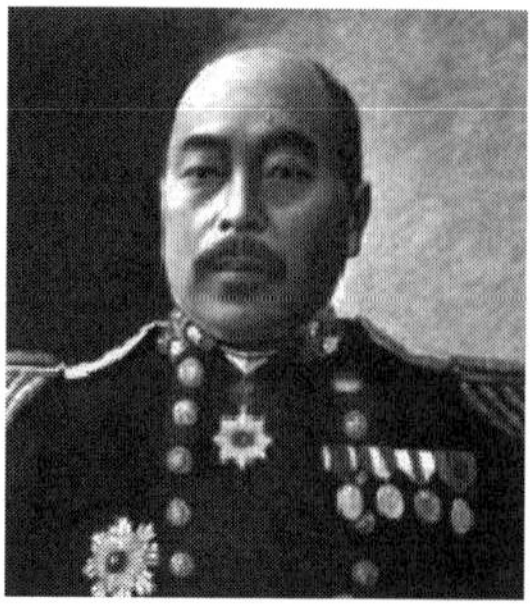

高木兼寛
英国医学を代表する海軍軍医総監

この脚気論争の中心的存在となったウィリス門下で英国医学の代表的人物が高木兼寛《たかぎかねひろ》であった。高木は日向国諸県《もろかた》郡（宮崎県宮崎市）に生まれ薩摩藩医となった。薩摩藩蘭方医の石神良策《いしがみりょうさく》に師事し戊辰戦争に従軍したが、銃槍などの治療などに対する無力さを実感し、ウィリスに入門することとなった。その後ウィリスに認められ教授に抜擢され、さらに石神良策の推挙で海軍軍医となり、最終的に最高位で少将相当の海軍軍医総監になったのである。その後は看護婦養成に尽力し、現在の東京慈恵会医科大学の基礎を作った。

■漢方医の抵抗

明治政府は西洋医学導入の前提として、従来の漢方医を除くことを決定したことは上述のとおりだが、江戸時代までは日本で医学というと漢方医が主流であり、蘭方医その他の西洋医学は少数派であった。徳川幕府の奥医師もほとんどすべてが漢方医であり、西洋医学を実践する蘭方医が奥医師として採用されたのは江戸で牛痘種痘法を初めて行った佐賀藩医伊東玄朴と、その後開設されたお玉が池種痘所で玄朴とともに種痘普及に務めた戸塚静海《とつかせいかい》の二人が最初であった。明治になってさらにドイツ医学が公式に採用されるようになると、これまで主流であった漢方医は公式の医療から締め出されるようになった。これに対して漢方医の団体である温知社《おんちしゃ》を通じて、漢方医の救済を図ったのが浅田宗伯《あさだそうはく》である。宗伯は信濃国筑摩郡《つかま》（長野県）の医家に生まれ、京都で修行を積んだ後、江戸で開業していたが、江戸幕府のお目見医師に採用された。フランス公使の難病を治療するなどの功績を挙げ、宮中侍医となっていたところ、一八七五年、明宮《はるのみや》（後の大正天皇）が生後間もなく全身けいれんにより危篤状態となった状態から救命して名声を得た。漢方にも医学的基礎理論があると主張するなど、漢方医の地位保全を模索していたが、漢方医排除の動きは止まらなかった。政府は一八七九年、全国統一の医師国家試験を実施するに及んだが、その試験科目は西洋医学の七科目としたため、漢方医はこの試験に合格することができず、漢方だけを学んで医師になる道は閉ざされてしまった。温知社は解散に追い込まれ、一八九四年になって中心的存在だった宗伯は病に倒れ漢方医存続運動は幕を閉じた。

医療制度の整備

病院の整備では東大医学部については上述のとおりだが、地方にも近代的病院を開設していく必要がある。一八七〇年代の後半には廃藩置県で廃止された病院の再生が進み、ほとんどの府県に公立病院が誕生した。一方で私立病院の開設も進み、一八八二年で全国の病院数は六二六を数えたという。しかし現在のように医療保険制度が確立されているわけでなく、官立、公立の大規模病院で診療を受けられるのは富裕層に限られ、一般庶民への医療は開業医によるものであった。

また医師養成について明治政府は医療の近代化を目指し、医学教育と医師制度を整備していき一八七四年、全七六条からなる医制が公布された。その中で医師になるためには国家試験に合格する必要があると明記されている。当初はその時点ですでに医療活動を行っていた医師も国家試験を受験し直すことが考えられていたが、すべての医師が簡単に合格するとは考えにくい。またその時、全国で開業している医師数は西洋医師が約五千二百人、漢方医は約二万三千人であり、特に漢方医にとって医師国家試験に合格することはかなり難しいことから、制度発足と同時に全国的な医師不足となることは明らかであった。そこで既存の医師、漢方医については一定の書類提出により無試験で医師開業免許が付与されることになった。ただし新規に医師となるためには国家試験合格が必須の条件とした。漢方医を排除することを目論んだとしても、一般庶民の生活の中では伝統的な医療は存在し続けた。漢方医による漢方薬処方や鍼灸治療は大切な医療行為である。さらに古来よりの宗教者による加持祈祷はその後も患者の拠りどころとなっていた。

■明治の大論争を巻き起こした脚気

江戸時代中頃より、精米技術が進歩し白米を常食とする徳川将軍をはじめ一部の上層の人々に「脚気」が原因で死亡する者が増加していった。手足の浮腫、労作時の動悸・息切れがあり、神経麻痺のため歩行困難となり、最終的に脚気衝心《かっけしょうしん》と呼ばれる心不全で死亡するという厄介な病気であった。

明治時代になり、白米の値段が安くなると庶民の食事も白米中心になり、身分の上下を問わず脚気が日本中に蔓延し、おかずを食べない庶民の方に発症率が高いという状態となった。特に陸軍や海軍では兵隊が脚気に罹って脱退したり、死亡する数が増えて大問題となっていた。当時、脚気の原因として中毒説、伝染説（細菌説）、栄養障害説などが唱えられていたが、詳細は不明のままであった。

この問題に取り組んだのが、英国留学を終えて帰国し海軍軍医となった若き日の高木兼寛である。高木はまず疫学的調査から、脚気の発症は食事中の成分に問題があるのではないかと考えた。海軍では演習のため軍艦で長期航海に出るが、この間に脚気が多数発生する。航海中に兵たちは日本食を食べるが、これをパン食の洋食にしてはどうかと考え、実際の航海演習で洋食を食べさせると脚気発症は激減した。しかしまだ完全ではない。高木はさらに、民間の経験からその効果が考えられていた麦飯を試みたところ、麦飯を食べさせた海兵にはひとりの脚気患者も現れなくなった。麦飯のどの成分に脚気予防効果があるのかは以前不明であったが、高木は麦飯により脚気を予防できるとの発表を行った。

これに真っ向から反対したのは、陸軍軍医だった森林太郎（小説家の森鷗外）である。森は二〇歳という若さで東大医学部を卒業しドイツ留学の後、陸軍軍医になっていた。ドイツ医学は研究室医学などと呼ばれ、実験を行わなければ医学の本質は明らかにされない、というものであった。森は、「誇り高き帝国陸軍の兵士に麦飯など食わせられるか」と人体実験で麦飯有効論を否定しようとして陸軍兵士六名を選び、米飯、麦飯、パン食を八日間与えた。その結果、米飯が最も優秀であったと述べた。高木にはこれに反論する根拠はなかった。現在ではこのように賛否両論が存在する臨床医学的問題点に対して一定の結論を得るには、できるだけ大規模な被験者を対象として比較試験をすることが適切な方法である。当時この脚気論争について、実験が本来の目的では当然なかったが、結果的に、しかしかなり大規模な臨床試験が実施されてしまった。日清、日露戦争である。海軍では兵士に麦飯を食べさせ、脚気患者は皆無であったのに対して、日清戦争当時、陸軍では米飯を食べさせていたことから、

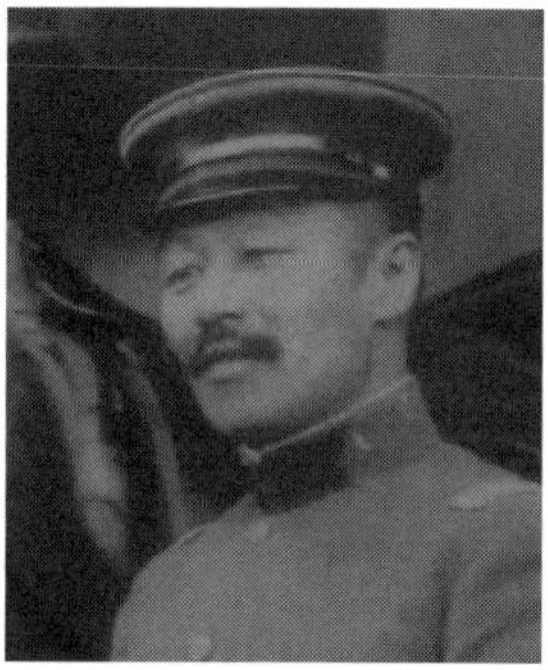
森林太郎（森鷗外）
医務局長時代

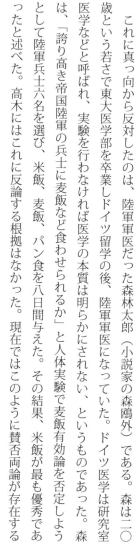

四万一千余の脚気患者と四千の同病死者が出た。これに懲りた陸軍の大本営では日露戦争になると、敵地に麦飯を輸送することを主張したが、森林太郎はこれを断固拒否した。その結果、日露戦争で陸軍は二五万余の脚気患者と二万八千にのぼる同病死者を出してしまった。海軍と陸軍の兵士は同じような条件の下で戦いながら、異なるのは食事だけであった。高木の説が正しかったことが完全に証明されたのである。

日清・日露戦争の結末は、臨床医学で基本となる「根拠に基づく医療」の根拠は、森が行った少人数を対象とした実験室の結果ではなく、大規模試験であるべきということを実際に示したものであった。その後、脚気の原因となるのはオリザニンという物質の欠乏であることが鈴木梅太郎により発見され、さらにオランダの衛生学者クリスティアーン・エイクマンによりこれがビタミンB_1であることが証明された。白米にはビタミンB_1含有量が少ない、さらに幕末・維新時代の庶民は白米ばかり食べてビタミンB_1を多量に含む「おかず」を食べていなかったことに脚気発症の原因があることが明らかとなった。

日本の細菌学の父　北里柴三郎

北里柴三郎は肥後（熊本県）北里村で代々庄屋を務める家に生まれた。一八歳で熊本医学校（現在の熊本大学医学部）に入学し、オランダ人医師マンスフェルトから医学の指導を受け、東京に出て東京医学校（東大医学部）に再入学した。在学中、指導教授の論文に口を出すなど大学側と関係が良くなかったため何度も留年し、八年もかかって卒業した。在学中に「医学の目指すものは病気の予防である」との信念を抱き、大学を卒業すると、少しは良い給与が得られるはずの病院勤務ではなく内務省衛生局に就職した。

一八八六年から六年間ドイツに留学し、病原微生物学研究の第一人者であったローベルト・コッホに師事して研究に励み、コッホの指示で破傷風菌の純培養に取り組んだ。破傷風は土壌中に存在する破傷風菌が傷口などから体内に侵入して毒素を作り、それにより神経が犯され命を落とす病気である。当時、病原体の破傷風菌を培養する技術は開発されていなかった。実験皿の培養ゼラチンの表面に菌苗を添加して培養しても、他の雑菌が混入して破傷風菌の純培養はできなかった。しかし菌苗をゼラチンの奥深くに添付すると破傷風菌のみが培養されることを発見した。つまり破傷風菌は空気にさらされない方がよく生育する菌（嫌気性菌）であることを発見したのである。さらにその毒素に対する免疫抗体を発見して、それを応用した血清療法を確立した。またこの血清療法はやはり毒素産生菌であるジ

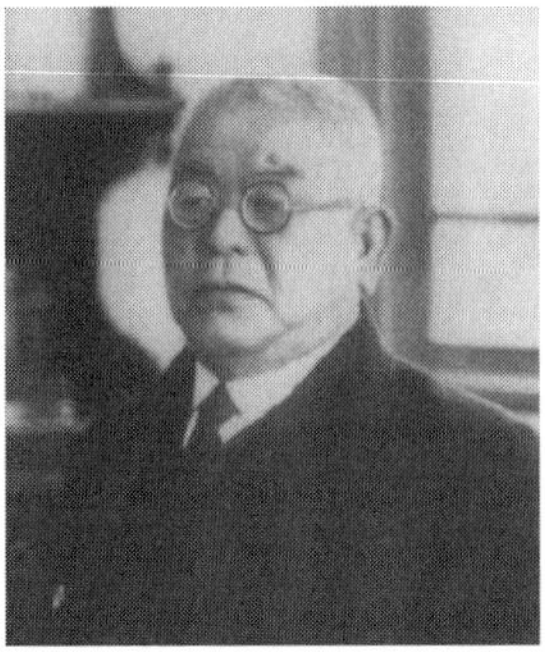

北里柴三郎
日本の「細菌学の父」

フテリアにも応用することができることを、北里とともにコッホの研究所にいたエミール・ベーリングとの共同研究で開発した。なおベーリングはこのジフテリア血清療法の発見で第一回のノーベル生理学・医学賞を受賞している。北里もノーベル賞を受賞して当然であるはずだが、それはなかった。この当時にはまだ東洋の後進国日本の研究者は公的に評価されない風潮があったのであろう。

一八九二年に帰国し東大医学部に復帰したが、かつての恩師だった教授の緒方正規《おがたまさのり》と対立してしまう。緒方は脚気発症の原因は「脚気菌」との論文を発表していたが、北里はこれを認めなかったのである。このため東大側から批判を受け、北里の念願だった伝染病研究所設立が暗礁に乗り上げた。そこで救いの手をさしのべたのが慶應義塾の創始者、福澤諭吉であった。福澤の協力を得て私立伝染病研究所（後に国に寄付して国立）を創立することができた。さらに、日本で最初の結核治療専門病院である土筆ケ岡養生園を設立して結核予防と治療に尽力した。また、一八九四年、古来大流行を繰り返していたペストの病原菌であるペスト菌を発見するなど、予防医学の先駆者として活躍した。

一九一四年、伝染病研究所が内務省から文部省に移管されることになり、研究所が文部省と東大に乗っ取られることを知った北里は所長を辞任、私立北里研究所を設立して、初志である実学の精神を貫いたのであった。ほかにも援助を受けた福沢諭吉の慶應義塾に医学部を創設することに尽力し、初代医学部長に就任している。また、医師会組織である帝国連合医会を設立して初代委員長に就任するなど、北里の功績は日本の教育や社会活動に及ぶ幅広いものであった。

明治・大正期の医学領域で業績を挙げた日本人

北里柴三郎以外にも同時代に医学・医療領域で多くの学者が業績を残した。

多くの伝記本で有名な野口英世は、家計の事情で医学校（大学医学部）を卒業していない。ほとんど独学で医学と語学を習得して医術開業試験に合格し医師となっている。北里柴三郎の伝染病研究所に入職し細菌学の研究を始めたが、研究所の周囲は大学出身のエリートたちで、これに嫌気がさして強引にアメリカに渡り、一九一一年に性感染症である梅毒の病原体スペロヘータの純粋培養に成功し国際的な名声を得た。その後、黄熱病という高熱と黄疸を主症状とするウイルス性出血熱を研究するが、そのなかアフリカのアクラ（現ガーナの首都）にて黄熱病に感染して死去した。黄熱病はネッタイシマ蚊によって媒介される黄熱ウイルスが原因で発症するが、細菌学者である野口はこれを細菌感

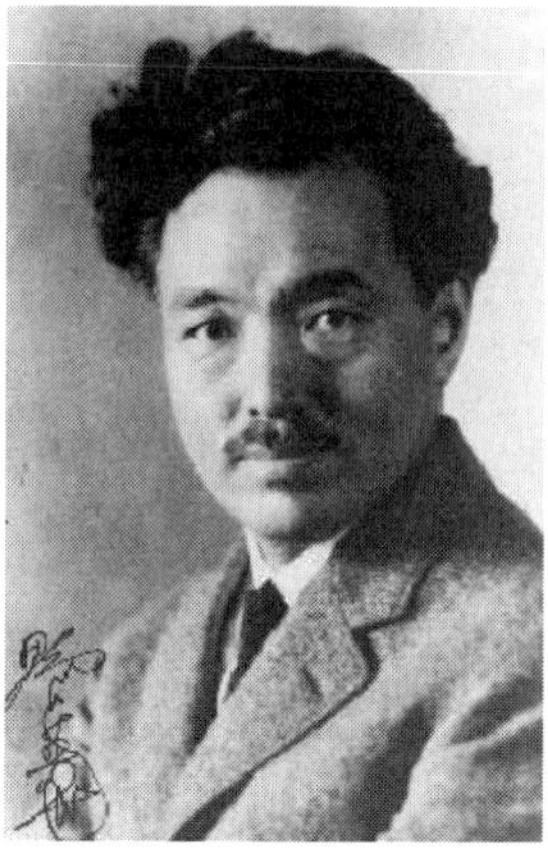

野口英世
出典：野口英世記念館

染症と想定していたのではないかと思う。ウイルスは細菌よりはるかにサイズが小さく、当時の光学顕微鏡でウイルス自体を観察することは難しい。野口英世と直接関係したことではないが、医学史上これと同様のことがインフルエンザの病原体についてもあった。冬季に高熱を出すインフルエンザという疾患は古来より存在したが、その病原体は永らく不明であった。インフルエンザ発症者の咽頭から新種の細菌が発見され、これがインフルエンザの病原体だとして「インフルエンザ菌」と命名された。しかし実際はインフルエンザ・ウイルスが病原体であり、菌はたまたまインフルエンザ発症者に混合感染していたものが分離されただけである。それはともかく苦労人で世のため研究を続けたとされる野口英世であるが、ノーベル賞受賞を熱望するなど名誉欲の強い性格だったという。

志賀潔は仙台の出身で、東大医学部卒業後、北里柴三郎の伝染病研究所、北里研究所で細菌学と免疫学の研究に従事した。一八九七年に人の消化器に急性感染症である細菌性赤痢を発症させる赤痢菌を発見し、志賀赤痢菌と呼ばれる。この菌は食物や水などを介して経口的に感染し、体内で毒素を作る。この毒素はベロ毒素であり、これにより赤血球が溶ける溶血性貧血、腎臓機能の障害、血小板減少の三大症状からなる溶血毒症症候群（ＨＵＳ）を引き起こす。現在ではこのベロ毒素は、腸管出血性大腸菌（病原性大腸菌）Ｏ—１５７が作る毒素として知られている。

高峰譲吉は工学博士、薬学博士で実業家であったが、日本初の人造肥料製造を開始し、消化促進作用を持つ酵素複合体タカジアスターゼの抽出に成功し、米国で胃腸薬として発売した。また交感神経系の興奮をおこすアドレナリンの純粋分離に成功し、現在ではその昇圧作用から救急薬品として使用されたり、気管支拡張作用から喘息発作抑制に投与されるなど、薬剤としての用途を広げた。

鈴木梅太郎は農学者であるが、上述のように、体内で不足することから脚気発症の原因となるビタミンB_1を米ぬかから抽出・発見し、オリザニンと命名した。脚気は日本に限らず一般に見られる疾患であり、ビタミンという微量概念が明確でなかった時代であることから鈴木のオリザニンは大発見であろう。しかし世界的に見てビタミンB_1は鈴木が第一発見者ではなく、オランダ人医師クリスティアーン・エイクマンということになっており、エイクマンはノーベル賞を受賞している。こうなった原因として、一九一一年日本の学術誌に鈴木はオリザニン発見を報告しているが、そのドイツ語訳に不備があったためといわれる。世界で最初に麻酔手術を成功させた華岡青洲についても同様であったが、日本人の新発見を世界に発信し評価されるためには、迅速で正確な国際的論文の発表が必要だということである。

秦佐八郎《はたさはちろう》はドイツの細菌学者パウル・エールリヒの研究所に留学中、エールリッヒと共同で、梅毒の治療薬として化学療法剤サルバルサンを創製した。梅毒はスピロヘーター（梅毒トレポネーマ）を病原体とする性感染症である。もともとコロンブスによる発見以前にアメリカ大陸にあった風土病が、コロンブス探検隊により欧州に持ち込まれたといわれるが反対論もある。日本では欧州人渡来前の一五一二年に梅毒に関する記述があることから、直接欧州からではなく中国人や琉球人が持ち込んだものではないかといわれている。江戸後期にも爆発的な流行があり、来日中のポンペは「遊女屋に対しては厳重な医学的監督が必要である」などと述べている。なおサルバルサンは初期の抗菌薬発見としては医学史上重要な事柄であるが、薬剤自体の副作用が多く、その割に効果が少ないため、後にイギリス人医師アレクサンダー・フレミングが発見した抗生物質ペニシリンが現在では梅毒の治療に用いられている。

戦時体制下の医療

昭和に入って、一九二九年の世界恐慌勃発の影響による日本の医療・衛生状態は、労働者や農民の生活は圧迫され、その結果として国民の体力低下は著明となった。これを示すひとつのデータとして徴兵検査の結果における推移がある。徴兵免除となる不合格者は大正末期の一九二〇年には千人あたり二五〇人であったものが、一九三〇年代になると三〇〇人から四〇〇人に増加している。さらに疾患による死亡者数は増加し、特に明治期からの結核患者数の増加は明らかであった。この傾向は戦後すぐまで続き、正確な統計結果としては一九五〇年の死亡原因第一位は結核であった。

戦前の政府における人口政策はいわゆる「産めよ殖《ふ》やせよ」であり、高い出生率が維持される

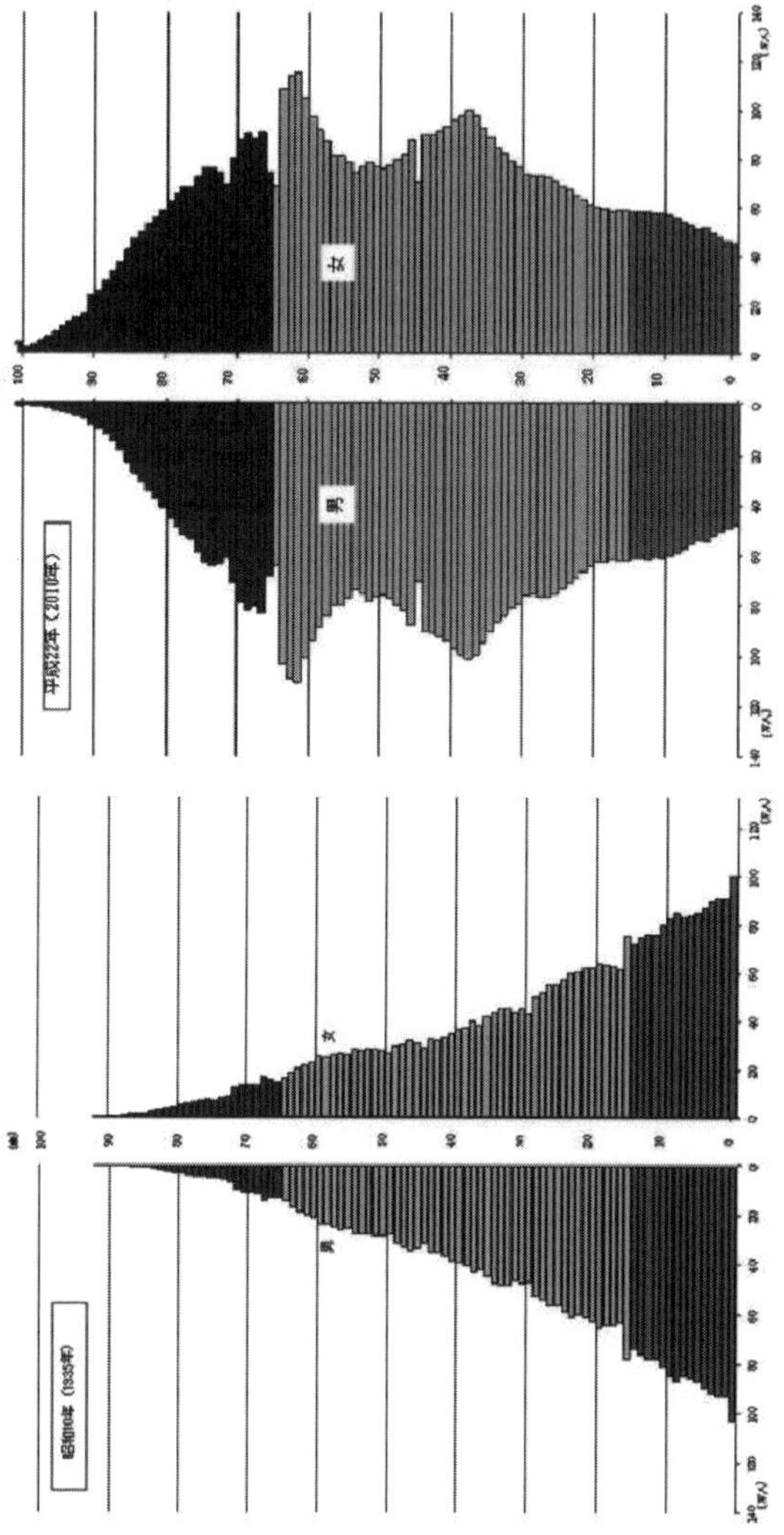

1935年（昭和10）（左）と2010（平成22年）（右）の人口ピラミッド
（総務省）

一方、疾患の発生率は増加し、日本の人口動態は多産多死型となっていった。一一九ページの図は総務省が公表しているいわゆる人口ピラミッドである。人口ピラミッドとは縦軸が年齢、横軸が男（左）と女（右）の人口を示したもので、年齢が上がるとともに人口は減少することからピラミッド型になるためこのように呼ばれている。図の左側二〇一〇年では少子高齢社会で、幼小児の人口が極端に少なく高齢者人口が多い不安定なものである。これに対して図の右側一九三五年では安定したピラミッド型、と言いたいところであるが、これは多くの子どもが生まれるがどんどん死亡していくことを示しており、決して健康社会の理想ではない。戦前の日本はこの一九三五年の人口ピラミッドが示す多産多死型が典型であった。

医療上の問題として、それまでの戦時で日本国内では国外の戦闘地域から帰還する兵士が持ち込む感染症が最大の問題であった。しかし第二次大戦では終戦が近づくにつれ国内も戦場化し爆撃による傷病者や障害者が急増し、またこれに対するべき医療施設も被害を受け、ガーゼや包帯などの医療資材も不十分であった。典型的なのは終戦直前、一九四五年の広島、長崎への原子爆弾投下によるいわゆる原爆症である。典型的な「社会病」ということができる。

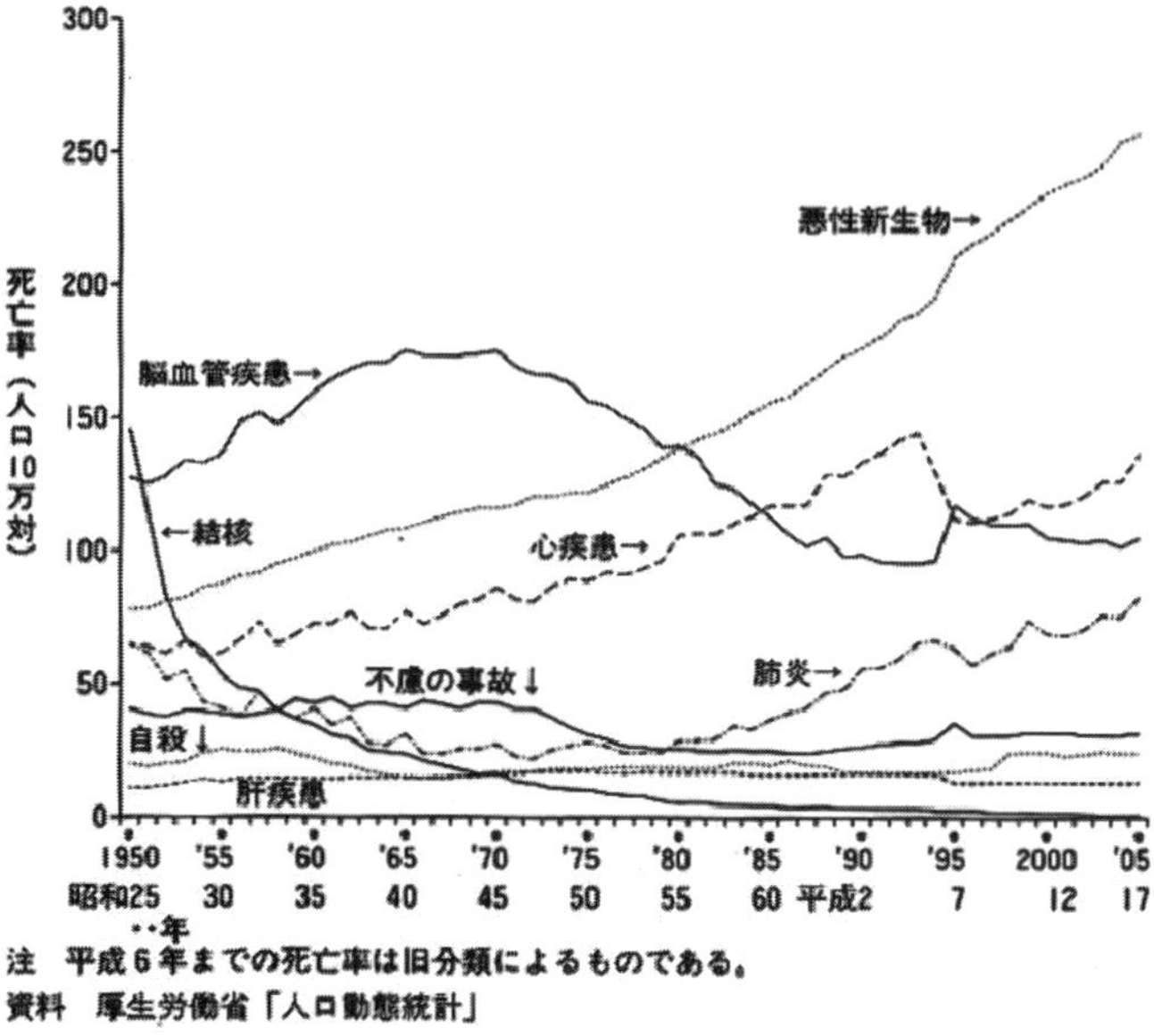

注　平成6年までの死亡率は旧分類によるものである。
資料　厚生労働省「人口動態統計」

主要死因別死亡数年次推移

■戦後の医療

一九四五年ポツダム宣言受諾以後、一九五二年のサンフランシスコ講和会議まで日本は米国の占領下に置かれた。ＧＨＱ（連合国最高司令部）に置かれた公衆衛生福祉局（ＰＨＷ）は全国の衛生状態向上を企てたが、荒廃した我が国土の完全な復活は簡単ではなかった。終戦直後からの伝染病急増とともに食糧不足が大問題となった。現実的に餓死者が増加するほど危機的状況が進行し、占領目的が脅かされることを危惧したＧＨＱは食糧緊急放出を行うと同時に、米国政府に対して食糧供給を要請している。医療施設の問題もあった。多くの病院は空襲により被害を受け、医療資材も不足した状態がしばらく続いた。ＧＨＱにとって病院の整備は日本国民のためという点もあるが、自分たちも利用する施設であることから重要案件として整備を進めることとした。しかし実際に医療施設整備が完成してくるのは高度成長期になってからではなかろうか。

疾患の推移について上図に厚生労働省公表の終戦後からの主要死因別死亡数年次推移を示したが、上述のように終戦直後、死因第一位であったのは結核である。衛生状態や栄養状態の不良とともに用いられる抗結核薬が不足していたことも、この原因として考えることができる。次いで一九五〇年半ばから一九八〇年までは、脳血管疾患が第一位となった。脳血管疾患の内訳は、主として高血圧が関与する脳出血である。日本特有の高塩分食は血圧を上昇させ、十分なタンパク質の摂取不足により血管自体の脆弱さが脳出血の原因となった。その後、国民の健康志向向上から塩分制限食が広がるとともに、健康診断の普及は高血圧を早期に発見し治療によりこれを改善することとなり脳出血は減少した。なお脳血管疾患全体としては減少傾向であるが、このうち脳梗塞は増加している。これは食事の欧米化がもたらす動脈硬化性疾患の増加によるものである。これに代わって一九八〇年以降増加の一途をたどっているのは、ガンをはじめとする悪性新生物であることは周知のことであろう。

終章

現代そして未来へ

現代・未来

はじめに述べたが、これまでの医療は疾患発症者をともかく救命することにあり、その後の「生活の質」保全までは考慮されていなかった。現代あるいは未来に向かって考えるべきことは、医療により単に傷病者を救命することではなく、それ以後の「生活の質」を保証することが重要になってくる。言葉を換えると、完全に疾患が発症する前の状態に戻すことが重要である。さらにそれが不完全な状態でしか対応できないような場合を想定すると、疾患発症そのものを予防する「予防医学」が医学・医療における究極の目標となってくる。

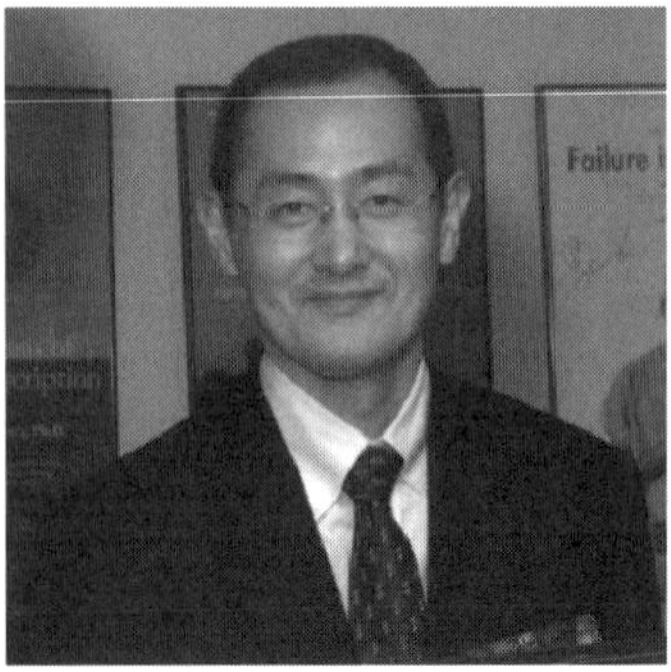

山中伸弥
NIH

これらを実現させていくもののひとつとして先進医療があげられる。その代表として考えられるのが再生医療である。障害を受けた生体機能をさまざまな組織に分化することが可能な幹細胞を用いて復元させていくのである。幹細胞として、当初一九八一年、英国ケンブリッジ大学や米国カリフォルニア大学から報告されたマウス由来の胚性幹細胞（ＥＳ細胞）を用いて研究が進められたが、実際の臨床応用に可能なものとするためには、人由来のＥＳ細胞が必要である。一九九八年、米国ウィスコンシン大学で人の細胞由来のＥＳ細胞が開発されたが、これは不妊治療のため行われた体外受精で余った受精卵を用いて作製されたため、倫理的な問題が残った。二〇〇六年になって京都大学の山中伸弥教授らは、人の皮膚などにある線維芽細胞に少数の遺伝子を導入し、さまざまな組織の細胞に分化する能力を持った人工多能性幹細胞（ｉＰＳ細胞）の作製に成功した。現在、世界中の研究者が先を争ってこのｉＰＳ細胞を用いた研究が進行中である。失った体の臓器機能を再生させるだけでなく、原因不明の難治性疾患の病態解明や治療法の開発、さらに遺伝性疾患の治療まで、応用範囲は無限に広がると思われる。

おわりに

日本における医学・医療の歴史について概略を述べた。著者は医師であって歴史の専門家ではない。できる限り専門の歴史家による医学・医療の歴史に関する書物を参考にしたつもりではあるが、所々に著者の偏見に等しい意見が混入してしまったと思う。あるいは専門家にとっては不適切な、また誤った事柄や見解を述べてしまっているかもしれない。これらの点については一医療者の考えで、このようなものもあるとご理解くださりご容赦願いたい。

日本における著書や論文は優れたものが多い。医学に限らず多分野の研究業績も同様である。しかし本書をまとめてみて、僭越ながら著者を含めて改めてこの機会に立ち止まり考え直してみる必要性を強く感じた。その誘引となった最たるものは明治初期、ドイツから来日したエルウィン・フォン・ベルツの日本人に対する考え方である。彼は決して日本人を批判的にみていたわけではないだろうが、「経過を知らずに結果だけを得ようとする」あるいは「名声だけを得ようとする」日本人が多いという意味の言葉を述べている点である。筆者は医療系大学の教員をしているが、最近の学生の多くは「結果だけを得よう」ということを考えているように思えてならない。ただしこれは筆者の所属する大学だからかもしれないが、一方我々教員も「結果だけを得よう」としている点が多々あると改めて考えさせられた。最近、報道のなかで研究不正に関するニュースがよく見られる。これは正しく「名声を得ようとする」意識が強く、当事者にそのような行為をさせているのではなかろうか。医学史が専門の酒井シズ先生は、その著書のなかで、歴史を学ぶことの目的のひとつとして「できるだけ方向をまちがえないで進むために、ときには原点に立ち戻って視ることが必要であろう」と述べている。今更とお考えの読者もあろうが、本書をまとめてみて改めてこのようなことを考えさせられた。

最後に、本書作成において多大なご尽力を賜った二瓶社の宇佐美嘉崇氏に心から感謝申し上げたい。

二〇一六年四月　　末廣　謙

■ 参考文献

新村　拓　著　日本医療史　吉川弘文館　二〇〇六年
酒井シズ　著　日本の医療史　東京書籍　一九八二年
梶田　昭　著　医学の歴史　講談社学術文庫　二〇一〇年
小川鼎三　著　医学の歴史　中公新書　一九六四年
司馬遼太郎　著　司馬遼太郎の日本史探訪　角川文庫　一九九九年
酒井シズ　著　まるわかり江戸の医学　KKベストセラーズ　二〇一一年
中島陽一郎　著　病気日本史　雄山閣出版　二〇〇五年
酒井シズ　著　病が語る日本史　講談社学術文庫　二〇一三年
篠田達明　著　徳川将軍家十五代のカルテ　新潮新書　二〇一四年
杉立義一　著　京の医史跡探訪　思文閣出版　一九七九年
新村　拓　著　日本仏教の医療史　法政大学出版局　二〇一三年
服部敏良　著　日本医学史研究余話　科学書院　一九八一年
青木歳幸　著　江戸時代の医学　吉川弘文館　二〇一二年
佐藤　信、五味文彦、高埜俊彦、鳥海　靖　著　詳説日本史研究　山川出版社　二〇一四年
二宮睦雄　著　医学史探訪　医歯薬出版　二〇〇六年
富士川游　著　日本医学史綱要〈復刻版〉　東洋文庫　二〇一一年
佐藤進一　著　日本の歴史〈9〉南北朝の動乱　中公文庫　二〇〇五年
清水克行　著　人をあるく：足利尊氏と関東　中央公論社　二〇一三年

装幀　株式会社クリエイティブ・コンセプト

■ 末廣　謙（すえひろ　あきら）

略歴
1982 年 3 月　兵庫医科大学大学院終了　医学博士　受領
1982 年 4 月　兵庫医科大学第二内科　教育職助手
1986 年 11 月　米国オハイオ州立大学　客員教員
1988 年 10 月　阪和記念病院　内科医師
1989 年 4 月　兵庫医科大学第二内科　教育職助手
1997 年 5 月　兵庫医科大学第二内科　講師
2002 年 4 月　兵庫医科大学内科学血栓止血老年病科　講師
2003 年 4 月　トッパングループ健康保険組合大阪診療所　所長
2007 年 4 月　兵庫医療大学共通教育センター　教授（内科学）
2008 年 4 月　兵庫医療大学共通教育センター長　併任
2012 年 4 月　兵庫医療大学　副学長　併任

主要所属学会
日本内科学会　認定内科医
日本血液学会　代議員　認定血液専門医
日本老年医学会　代議員
日本血栓止血学会　代議員
International Society on Thrombosis and Haemostasis

医療の日本史

二〇一六年六月一〇日　第一版　第一刷

著　者　末廣　謙

発行所　有限会社二瓶社
TEL　〇三－五六四八－五三七七
FAX　〇三－六七四五－八〇六六
郵便振替　〇〇九九〇－六－一一〇三一四
e-mail: info@niheisha.co.jp

印刷製本　株式会社シナノ

万一、乱丁落丁のある場合は小社までご連絡ください。
送料小社負担にてお取り替えいたします。
定価はカバーに表示してあります。

ISBN 978-4-86108-076-0 C3047